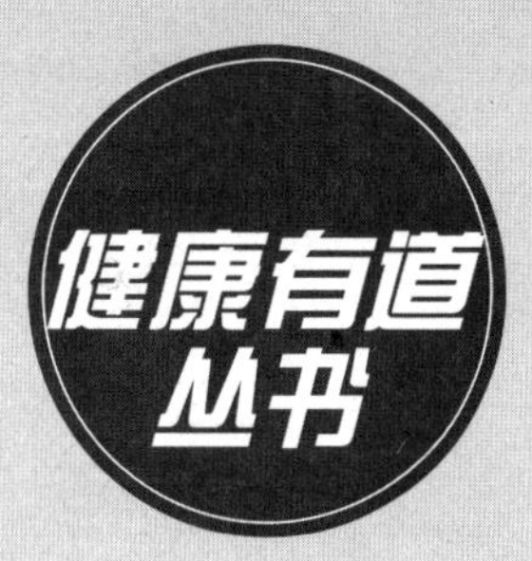

丛书主编 吕玉波
副主编 陈达灿 翟理祥 邹 旭
张忠德 杨志敏 胡延滨

陈延：
好脾胃 不生病

陈 延 著

羊城晚报出版社
·广州·

图书在版编目（CIP）数据

陈延：好脾胃 不生病 / 陈延著 . — 广州 ：羊城晚报出版社 , 2015.2（2019.5 重印）

ISBN 978-7-5543-0155-5

Ⅰ . ①陈… Ⅱ . ①陈… Ⅲ . ①脾胃病—养生（中医）Ⅳ . ① R256.3

中国版本图书馆 CIP 数据核字 (2014) 第 265145 号

陈延：好脾胃 不生病

Chen Yan: Hao Piwei Bu Shengbing

策划编辑 高 玲

责任编辑 高 玲 罗贻乐 王 瑾

责任技编 张广生

责任校对 麦丽芬 雷小留

装帧设计 谭 江

出版发行 羊城晚报出版社（广州市东风东路 733 号 邮编：510085）

网址：www.ycwb-press.com

发行部电话：（020）87133824

出 版 人 吴 江

经 销 广东新华发行集团股份有限公司

印 刷 佛山市浩文彩色印刷有限公司

规 格 787 毫米 ×1092 毫米 1/16 印张 9.875 字数 160 千

版 次 2015 年 2 月第 1 版 2019 年 5 月第 3 次印刷

书 号 ISBN 978-7-5543-0155-5 / R・223

定 价 35.00 元

广东省中医院名中医
专为脾胃保健而写的指导书

广东省中医院始建于 1933 年，是我国近代史上最早的中医医院之一，被誉为“南粤杏林第一家”，是全国规模最大、实力最强的中医医院之一。广东省中医院脾胃病科成立于 1983 年，近半个世纪以来，脾胃病科秉承“中医领先，西医争先”的原则，已经形成了集门诊、病房和消化内镜室为一体的综合性中西医结合诊疗技术团队。

脾胃病科中医优势明显，现有全国名老中医 2 名，全国名老中医药专家学术继承人 6 名；专科现在是广东省中医药学会脾胃病专业委员会挂靠单位、广东省“十一五”重点专科。本专科在中医辨治慢性胃炎、溃疡性结肠炎、功能性胃肠病方面有突出的优势。

陈延现任广东省中医院芳村分院消化科主任，医学硕士，副主任医师，硕士研究生导师，全国名老中医药专家继承人，广东省中医药学会中医脾胃病专业委员会副主任委员，中华中医药学会脾胃病分会委员，广东省医师学会消化分会委员，广州中医药大学第二临床医学院补土学术流派研究团队负责人。

前 言

人的生命起源于父母之精血，此为“先天”，但出生以后，人体的脏腑机能就需要气血来充养，此为“后天”。“先天”在人出生之时已经定型，无法改变；因此，要想对人体的脏腑机能的健康进行调整，就只能从“后天”入手。

中医认为，“脾胃为后天之本，气血生化之源”，因此，后天之调养多从脾胃入手。脾主运化，胃主受纳，人体所需要的营养物质都从脾胃而出，若脾胃健运，则五脏调和，正气旺盛；若脾胃失运，则五脏失养，疾病丛生，故李东垣有“内伤脾胃，百病由生”的论述。

很多人都知道调补脾胃的重要性，但论及调补方法，则存在着很多误区，有人认为脾胃虚弱就要多吃补药，却不知中医有“过犹不及”之说，因此，吃什么、怎么吃、什么时候吃都是问题，这些问题的答案在“中篇：好脾胃是吃出来的”中都可以找到。有人认为，脾胃失调只要吃就能解决问题，其实不然，中医讲究调理要“因时制宜，因地制宜，因人制宜”，对这方面感兴趣的可以看看“上篇：跟着四季养脾胃”。如果脾胃失运，就会产生各种疾病，本书主要从常见的消化系统疾病入手，以中医理论为基础，详细讲述了慢性胃炎、胃食管反流病、慢性肝炎、脂肪肝、消化不良、慢性便秘、慢性腹泻等疾病的具体调理方法，相关患者可以按图索骥，找到适合自己的调理策略。

在本书编写过程中，广东省中医院补土学术流派团队的同道都做出了很多的贡献，在此一并表示感谢！因时间紧促，本书难免错漏之处，望广大读者不吝批评指正。

序

现在您翻开的这本书，是广东省中医院与羊城晚报出版社精心合作推出的“健康有道丛书”系列之一。

随着社会的发展、生活方式的改变及人口老龄化加快，慢性病已经成为全人类健康的最大威胁。正如老百姓们常说，健康就是生命的基石，没有好身体的保障，再多金钱、财富、爱情、事业都等于“0”。

中医药学是一个伟大的宝库，其独特的辨证论治、整体观念的理论体系，以及丰富的临床技术为中华民族的繁衍昌盛和人类的文明做出了巨大的贡献。“治未病”理论是中医药保健、防病治病的精髓，认为疾病的防控应重视强身防病、有病早治、已病防变、病愈防复。因此，如何教会人们掌握防病御病之法，进行自我健康管理是其中的一个非常重要的内容。

广东省中医院是一家拥有 80 多年历史的中医院，同时也是全国规模最大、服务病人数量最多、拥有最多重点学科和专科的中医院。长期以来，医院致力于中医药文化的建设与弘扬，并不断拓宽中医药服务的领域，拥有一大批广受群众信赖的名医，很多患者和群众都很希望能够通过多种渠道来获得这些名医介绍的健康知识，科学地进行健康管理。

这套“健康有道丛书”最大的特点，在于它的专业性。它由中医临床医生自己来谈健康，作者分别是广东省中医院各个重点专科的名医，他们拥有深厚的中医理论基础和丰富的临证经验，并多年来从事本专科领域的科学研究。书中所列举的内容，都是他们针对临床中碰到的常见病、多发病、疑难病进行了系统的整理，详尽地从中医预防、保健、康复和治疗等各个方面给出切实可操作的方法和建议。

在大样本临床研究的基础上，他们用生动的事实告诉我们，要想“不生病、少生病、活得更好”，就必须从运动、饮食、睡眠、情志、起居做起。饮食要符合自然规律，运动也要符合自然规律，睡眠、情志等更不能例外，根据自然界季节、节气、时辰与五脏六腑的对应关系进行调控。在人体还处于“未病”阶段，及时发现，及时治疗，促使其向健康转化。人的脏腑功能旺盛了，人的正气就会旺盛，人的抵抗疾病的能力就会旺盛。

希望您在翻阅本书时如同有名医在旁指导健康，如果书中的某些内容能成为您信手拈来的健康门道，将是我们最大的快乐。

是为序。

吕玉波

（吕玉波：广东省中医院名誉院长、广东省中医药学会会长）

目 录

上篇 跟着四季养脾胃

一、春

二、夏

三、秋

四、冬

目 录

中篇 好脾胃是吃出来的

一、吃对食物养脾胃

二、妙用中药，食中加补

三、好习惯养出好脾胃

下篇　调脾胃，治百病

一、有好胃才有好味

目 录

二、缠人小病只惧好脾胃

三、治肝病从调脾胃入手

上篇

跟着四季养脾胃

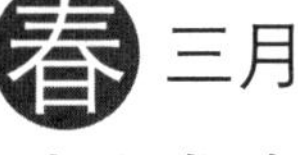

三月 此为发陈

天地俱生，万物以荣，夜卧早起，广步于庭，被发缓行，以使志生，生而勿杀，予而勿夺，赏而勿罚，此春气之应，养生之道也。

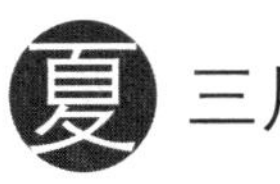

三月 此为蕃秀

天地气交，万物华实，夜卧早起，无厌于日，使志勿怒，使华英成秀，使气得泄，若所爱在外，此夏气之应，养长之道也。

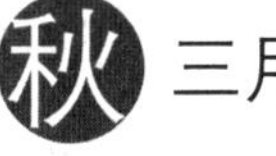

三月 此谓容平

天气以急，地气以明，早卧早起，与鸡俱兴，使志安宁，以缓秋刑，收敛神气，使秋气平，无外其志，使肺气清，此秋气之应，养收之道也。

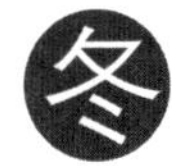

三月 此为闭藏

水冰地坼，勿扰乎阳，早卧晚起，必待日光，使志若伏若匿，若有私意，若已有得，去寒就温，无泄皮肤，使气极夺。此冬气之应，养藏之道也。

一、春

春季调养要点

《黄帝内经》有言：“春三月，此为发陈。天地俱生，万物以荣，夜卧早起，广步于庭，被发缓行，以使志生，生而勿杀，予而勿夺，赏而勿罚，此春气之应，养生之道也。”

这段话的意思是：春天是一个推陈出新的季节，万物都脱离了冰冷的冬季，而呈现出一派欣欣向荣的生机；此时人们应该迟一点睡觉，早一点起床，将头发披散下来，在庭院里慢慢地活动，要胸怀开畅，使阳气能够尽可能地舒展；在这个季节，不要滥行杀戮，多给予，少索取，多奖励，少惩罚，这就是顺应春天的特点，是春天的调养之道。

具体来说，春天的调养可从以下几个方面进行：

1. 睡眠：要晚睡早起

很多人会质疑，晚睡早起会使睡眠时间缩短，这样人体就得不到足够的休息，岂不是损伤身体。其实不然，首先，古人是日出而作，日落而息的，即使是夜卧也不会超过晚上12点，因此，还是能够保证足够的睡眠；其次，古人认为睡的时间多了并不一定都是好事，因为“久卧伤气”，长时间的睡眠会导致阳气运转减慢，反而会出现人体阳气不够用的情况。阳气主升主动，只有通过活动才能使阳气正常运转，这也是平时鼓励大家锻炼身体的原因。

2. 锻炼：要循序渐进

虽然说锻炼会增强阳气的运转，但阳气运转的同时又会耗伤部分的阳气，就好像用煤气炉煮饭需要损耗煤气一样；而春天天气乍暖还寒，人的阳气还没有完全恢复，因此，应该缓慢地活动，使冬天封藏的阳气逐渐得到舒展。至于披发，倒不用强求，因为古人多数为束发，春天到了，放开被约束的头发是一种放松的形式，有利于人体阳气的舒发，现代人已经很少束发了，所以不必一定披头散发去运动。可以选择一些适当的活动，如散步、慢跑、体操等，以保持体内的生机，增强免疫力和抗病能力。

3. 心态：积极洒脱

所谓生杀、予夺、赏罚，除了在现实中的意义外，更主要的表现为心态。春天是肝木升发之时，应顺应升发之势，才能使肝气顺畅，否则就会使肝气郁滞不畅，而产生精神或者情志的异常，春天也是心理疾病高发的季节，所谓“菜花黄，痴儿忙”说的就是这种情况；因此，我们在春天应该有洒脱的心态，能够做到随遇而安最好。

春季对脾胃的影响主要包括升发不及以及升发太过两个方面。春季到来，万物复苏，人的脾胃功能也在逐渐恢复，若此时久坐少动，贪睡不起，情绪紧张或低落，就会造成升发不及，而影响脾胃的运化功能，从而出现胃胀腹胀、食欲不振、消化不良等情况，这时要注意疏肝解郁，可以饮用一些花茶。若此时劳累太过，睡眠不足，精神亢奋或情绪失控，就会造成升发太过而产生吐酸、胃痛、腹痛、腹泻等情况。

春天是肝木当令，肝木过旺，易犯脾土，因此，对于脾胃的调补来说，在春天应该选择减少抑肝的酸味食物而增加扶脾的甜味食物进行调补较为合适。同时，在饮食及调理方面要注意肝气的平衡，肝气不舒者需要调畅，肝气太过者需要清解。

春季饮食宜省酸增甘

为什么春天要省酸而增甘呢？这就要从春天的特性和五味的功能来解释了。春天是一个万物欣荣、生机蓬勃的季节，大家的心情也会随着草木的升发而变得开朗起来，随着户外活动的增多，食欲也会好转，这都是因为春天肝木当令，肝气舒畅的结果。但中医认为，过犹不及，若肝气舒畅太过，反而会对人体造成不良的影响。比如，在春天人比较容易发脾气，情绪不容易稳定，严重时会出现忙乱、亢奋甚至躁狂表现，现代研究也发现，春季比较容易出现躁狂症和精神分裂症，这都是肝气舒畅太过，肝火上亢的表现。除此之外，肝气舒畅太过还会造

春日饮食宜省酸增甘的观点，最早见于药王孙思邈的《备急千金要方·卷二十六·食治方》，原文是：“春七十二日省酸增甘以养脾气”，在这篇论著的开头，孙思邈就写道：“仲景曰：人体平和，唯须好将养，勿妄服药。安身之本，必资于食。”可见其对饮食疗法的重视。

由此可见，肝应春气，本身已经比较舒畅，这时应该对这种舒畅之势给予适当的调控，使其既能发挥正常的作用，而又不至于损伤身体，这就是“省酸增甘”的意义所在了。因为中医认为酸入肝，食酸有助肝之功，春季食用无异于火上浇油，故当省之，而甘入脾，脾胃旺盛则可反克肝气，使其不至于过旺，另外，中医认为，甘能缓能和，能够缓和烦躁亢奋的情绪，对肝脏疾患的病人也有加强抵抗力，缓解症状的功效。

成肝炎病人的病情反复以及消化系统的功能障碍，严重的可能会因为肝火犯胃而出现消化性溃疡或胃出血的情况。

那到底应该如何去省酸而增甘呢？在《备急千金要方》中注明：“米饭甘”，“粳米、牛肉、枣皆甘”，“小豆、犬肉、李、韭皆酸”，可见古人对酸、甘的论述与现代人还略有不同，其省酸增甘的根本目的是调养脾气，以制约上亢的肝火，因此大致原则应该是这样的：少吃酸味的食物如李子、橙子等，少吃容易助肝火的食物如狗肉、韭菜、大蒜、葱等；多吃一些味道偏甜的食物如红枣、蜂蜜，以及一些对脾胃功能有帮助的食物如米饭、谷物、山药等。

春天心情不畅可饮花茶

春天是万物升发的季节，是肝木当令的季节，中医认为：肝喜条达而恶抑郁，这种情况在春天表现得尤为明显，如果平时心情不舒畅，或者性格内向的人，在春天就会觉得胸闷气短，并会出现喜欢叹气、两胁胀痛等肝气不舒的情况，这时候可以选择一些花茶来缓解肝郁的情况。

1. 玫瑰花

玫瑰一般四五月份开花，应春之令，其味甘微苦、性温，归肝、脾、胃经，是很好的理气解郁之品，能够温养人的心肝血脉，舒发体内郁气，起到镇静、安抚、抗抑郁的功效。《本草正文》中道：“玫瑰花，清而不浊，和而不猛，柔肝醒胃，疏气活血，宣通窒滞而绝无辛温刚燥之弊，断推气分药之中，最有捷效而最驯良，芳香诸品，殆无其匹。”而且玫瑰花可以说是女性的恩物，除理气解郁外，还有活血散瘀和调经止痛之功，对于气滞血瘀引起的痛经也有很好的调补作用。

2. 茉莉花

茉莉花是日常所饮用花茶的主要组成部分，由于太过普通，所以大家对它的重视度不足，其实茉莉花对肝脾都有调整的作用，《饮片新参》认为茉莉花有“平肝解郁，理气止痛”的功效，《本草纲目》也记载：“茉莉花性辛甘温、和中下气、避秽浊、治下痢腹痛。”所以，对于肝胃不和引起的腹痛，腹泻，茉莉花茶也有一定的调理作用。

3. 玳玳花

玳玳花的春花也是在四五月开放，其味甘、微苦，有疏肝和胃、理气解郁的作用，可以用于缓解胸中发闷、腹部胀满、食欲下降等情况。同时，玳玳花还可以镇定心情，解除紧张不安，可以缓解由于紧张引起的腹泻。

性情急躁宜吃“忘忧草”

春天肝气若升发太过，就会化火，导致性情急躁易怒，难以控制情绪，严重的还会造成精神心理疾病的复发和加重，这时就需要通过一种食物来调整躁动的情绪。

中医认为，黄花菜性凉、味甘，能清虚热，除湿利尿，消滞，因此，从药理上来讲，它还不具有疏肝解郁等功效，不属于传统意义上的治疗抑郁症的药物。它之所以能“排忧解难”，是通过其清热去火的功效而实现的。从营养学角度看，黄花菜含有丰富的蛋白质、维生素C、胡萝卜素、氨基酸等人体所必需的养分，其所含的胡萝卜素甚至超过西红柿的几倍。

“忘忧草”在平时就能够给我们带来很大的帮助。比如更年期综合征的女性，经常会出现口干咽燥、面红眼赤、无名火频发、急躁易怒等肝火上炎的情况，这时经常食用黄花菜能够起到稳定情绪的作用；

古人有“萱草忘忧”之说，我们平时所吃的一种极普通的食物就跟萱草有关，这就是黄花菜，它是百合科萱草属的植物，是萱草的小花蕾。因此，黄花菜古时又被称为“忘忧草”。

另外，由于鲜黄花菜中含有秋水仙碱，在胃肠道中会被氧化成有毒性的“二秋水仙碱”，因此在食用前，需要用开水焯过，再用清水浸泡2小时以上才可洗净炒食；至于干品，也应该用清水或温水进行多次浸泡后再烹饪。

中医认为，小孩肝常有余，表现为爱发脾气、不听话、容易上火等症状，这种情况也可以定期吃些黄花菜，以达到降肝火的作用。

总的来说，体质属于肝火旺的人，平时都可以多吃黄花菜。不过，黄花菜性偏凉，因此容易拉肚子、容易食欲不振等脾胃虚弱的人群是不适合长期食用的。

别把汤圆当主食

汤圆吃多了会消化不良。民间素有“三粒元宵顶一顿饭”的说法，这有一定道理。汤圆主要是用精细的糯米粉制作而成，属于精白主食，难消化，因此汤圆更适合做餐后甜点，一次吃两三颗就行，而不要把汤圆当主食。

汤圆对两类人影响最大，一是消化道疾病的老病号容易出现消化不良，表现为胃胀、腹痛、便秘、泛酸水等。一是糖尿病患者，因为汤圆多以芝麻、花生等含糖分较高的食物为馅，糖尿病患者一旦贪嘴，就会出现血糖波动。

元宵节吃汤圆是我们中国人的习俗，寓意团圆美满，有些人喜欢吃，就把汤圆当作主食，大碗大碗地吃，有些人可能会觉得没问题，但也有一些人却会因为进食汤圆过量导致肠胃不适，严重到需要到医院就诊。

中国人过节都图个热闹，汤圆这种应景的食物不可或缺，但一定要吃得健康，这样才能既把节日过得喜庆，又满足口腹之欲。

要吃得健康，首先就要控制食量，特别是糖尿病和消化道老病号，不要在晚上吃汤圆。糖尿病患者、血脂高的人不宜吃以巧克力、砂糖做馅的汤圆，可适量进食芝麻、花生、坚果馅的汤圆。幼儿不宜进食碎坚果仁馅的汤圆，以免被卡住，且最好将汤圆分成多份再食用。

广东人煮汤圆喜欢放姜丝，这种做法很值得推荐。生姜可以促进胃肠活动，缓解饱胀感。脾胃虚弱的人煮汤圆时不妨多放一些姜丝。吃完汤圆最好再喝一点汤。如果出现泛酸水、腹胀等感觉，可喝普洱、乌龙等发酵茶助消化。

清明时节祛湿汤

清明时节雨纷纷，尤其是岭南地区，一到清明时节，到处都是湿漉漉的；抽湿机、干燥剂可以帮助我们清除房间中、衣柜里的湿气，但人体内的湿气如何才能祛除呢？这个可就要因人而异了。

根据平时的体质和感受的不同湿邪，我们大概可以把与湿相关的体质状态分为三类：湿热型、脾虚湿阻型和寒湿型，并针对不同体质给予恰当的食疗。

1. 湿热型

在岭南地区是最常见的一种症型，其主要表现为：身体困重，老想睡觉，觉得口干但不喜欢喝水，自觉胸闷或自觉肚子发胀，有消化不良的感觉，大便偏烂，有时大便偏臭，肛门有时有发热感，小便黄，舌苔偏厚而较黄，这种人容易上火，不能吃热气的东西。常用的祛湿汤可选用：① 木棉花苡米瘦肉汤；② 荷叶冬瓜苡米汤。

木棉花性平而味淡，既有清热，利湿，解毒之功，又不会伤及脾胃，是一味非常好的清热祛湿药，配以祛湿健脾的苡米，能够有效地祛除体内的湿热；如果热比较明显，大便臭，小便黄，口干口苦的人可以在汤中加入金银花 15 克，或葛花 10 克；如果肢体困重、肚子胀满比较明显的可以在汤中加入陈皮 10 克。

鲜荷叶味苦辛而性凉，有很好的清热消暑之功，佐以祛湿能力较强的苡米，清热能力较强的冬瓜，尤其对小便色黄，喉咙疼痛等湿热较盛的人更为适宜。

2. 脾虚夹湿型

广东人体质单薄，平素脾胃虚弱的人较多，脾

湿热型

木棉花苡米瘦肉汤

木棉花 2 朵
或干品 30 克
苡米 15 克
瘦肉 250 克
生姜 3 片

制法：将上述材料洗净，瘦肉切块，加入清水 2500 毫升（10 碗量），煲一个半小时。

荷叶冬瓜苡米汤

荷叶 1 片
冬瓜 500 克
苡米 25 克

制法：冬瓜不去皮洗净，切块；荷叶和各配料等洗净，一起放进瓦煲内，加入清水 2500 毫升（10 碗量），武火煲沸后，改文火煲 2.5 小时。

胃是运化水湿的重要脏器，脾胃虚弱，不能运化水湿，则一遇潮湿天气，就容易感受湿邪，而出现全身困重，四肢无力，口淡口黏，食欲不振，小便色淡，大便虽烂但不臭，有时夹有不消化的食物，苔多白而腻等情况，这就属于脾虚夹湿型。针对这种情况，一般的处理应该是以运脾化湿为主，常用的祛湿汤可选用：眉豆冬菇炖鸡脚。

眉豆能健脾渗湿，冬菇养胃、健脾、开郁，鸡脚是广东汤常用之物，既不油腻，且富含胶原蛋白、骨胶原，又能健筋骨，合而为汤，醇香清润可口，健脾益胃、利水祛湿，是脾虚湿阻时的养生靓汤之一。

脾虚夹湿型

眉豆冬菇炖鸡脚

眉豆 100克
冬菇 50克
鸡脚 3对
红枣 5个
生姜 3片

制法：各物分别洗净。眉豆、冬菇去蒂，红枣去核稍浸泡；鸡脚去甲、敲裂。一起下瓦煲，加入清水2000毫升（约8碗量），武火滚沸后改文火煲一个半小时，下盐便可。

3. 寒湿型

随着气候变暖，感受寒湿的情况是比较少见的，但由于过度吹空调或进食寒凉的东西，有时也会出现感受寒湿的情况。从症状上来说，寒湿型与湿热型及脾虚夹湿型的情况类似，主要的区别在于其有寒，感觉怕冷，乏力，很多人会根据这一情况认为自己是脾虚或阳虚，但脾虚或阳虚的人舌苔不厚，而这类人舌苔较厚，吃了生冷的东西或腹部受凉后症状反复比较明显。治疗此种类型需祛除寒湿，能够祛除寒湿的中药很多，如花椒、草果、蔻仁、胡椒、八角、茴香等，常见有些人整天觉得有气无力，周身困重，去吃一次麻辣火锅，马上会觉得生龙活虎，这就是寒湿为患的特点；但这些药物过于温燥，长期使用对广东人来说未必合适。下面就为大家介绍一种比较平和的祛寒湿的汤：紫苏叶煲黄骨鱼。

黄骨鱼是无鳞的河鱼。中医和民间都认为，无鳞的鱼养阳滋补。紫苏为散寒行气和胃的解表类中药，有鲜香和微带惹味的辛辣。以鲜紫苏叶滚黄骨鱼，鲜香美味，有养阳健脾、祛湿醒胃之功，老少皆宜。

寒湿型

紫苏叶煲黄骨鱼

鲜紫苏叶 50克
黄骨鱼 400克
生姜 3片

制法：鲜紫苏叶洗净；黄骨鱼宰洗净，起油锅，爆香姜，煎鱼至微黄，加入清水1250毫升（约5碗量），武火滚沸后改中火滚约10分钟，撒入紫苏叶片刻后下盐即可。

对症食疗解春困

阳春三月，花红柳绿，草长莺飞，春意盎然，此时的人们却很容易感到困倦、疲乏，无精打采、昏昏欲睡，这就是所谓的“春困”。“春困”不是病，而是人体机能随气候变化产生的自然生理反应。春季气温回升快，新陈代谢增强，人体血液循环加快，耗氧量增多，大脑的血液和氧气的供应量相对减少，导致人容易发困。

因此，解决春困的办法就是祛除体内的湿邪。如果是整天都觉得全身困重，有时有头晕或头部像戴了一顶帽子一样不舒服，腰部或者腿部沉重，抬不起来，加上舌苔白厚，这种春困是以湿为主，可以使用薏米、芡实等祛湿。如果是饭后觉得疲倦明显，伴有食欲不振，大便偏烂，或容易拉肚子等情况，这种春困是以脾虚湿盛为主，可以用健脾补脾的党参、北芪、白术与薏米、扁豆同用。春天一般湿热比较少见，但若平时体质偏热或气温偏高的时候，春困的人也会出现口干口苦、口气较重、小便偏黄等情况，这时可以用五花茶、赤小豆、土茯苓等清热祛湿。

有祛湿作用的药物很多，但如五花茶、赤小豆、土茯苓、荷叶、冬瓜等均偏凉，并不适用。因为一方面偏凉的药物会使脾胃更虚，另一方面，中医认为湿属于阴邪，温性的东西化湿的力量要强过凉性的东西。要同时达到这两种要求的就非扁豆莫属了。扁豆味甘、性平，归脾、胃经，有健脾、和中、益气、化湿、消暑之功效，既能健脾，又能化湿，而且不燥，服用后不会出现热气上火的情况。全身困重的以湿为主的春困，可以用扁豆与祛湿力较强的薏米、芡

从中医的角度来看，产生春困的主要原因是脾虚湿盛，春天是肝木主令，木能克土，影响脾胃运化功能，脾胃运化功能受损，则不能运化水湿，使水湿内停；加之清明前后，雨雾纷飞，湿气较重，内湿与外湿相结合，阻碍人体气机，阳气不能升发输布，就会出现春困的情况。

脾虚为主

黄芪白术扁豆排骨汤

北芪 12克
白术 10克
炒扁豆 15克
猪排骨 200克

制法：先把扁豆用锅炒至微黄，猪排骨洗净血污并斩件，北芪、白术用清水洗净，然后将全部用料放进汤煲内，用中火煲一个半小时，调味即可。

湿为主

扁豆茯苓汤

白扁豆 15克
茯苓 15克
鸡肉 250克

制法：将茯苓洗净切小块，白扁豆，鸡肉一块，洗净后焯水放入煲中，加水大火煮沸，再转小火煲2小时左右，调味即可。

湿热为主

三花薏米炒扁豆瘦肉汤

木棉花 20克
鸡蛋花、槐花 各2克
薏米、扁豆 各30克
陈皮 1/4个
猪瘦肉 400克
生姜 2片

制法：各配料洗净，稍浸泡，陈皮去瓤，猪瘦肉洗净，整块不用刀切。一起与生姜放进煲内，加入清水2500毫升（10碗量），武火煲沸后，改为文火煲2小时，调入适量食盐便可。

实等同用。饭后疲倦、食欲不振、大便偏烂或容易拉肚子等以脾虚为主的春困，可以用扁豆与健脾补脾的党参、北芪、白术等同用。口干口苦、口气较重、小便偏黄等湿热型春困，可以用扁豆与清热利湿的赤小豆、木棉花等配合使用。

1. 以脾虚为主的春困用：黄芪白术扁豆排骨汤

黄芪补气升提而健运脾胃，白术健脾燥湿，扁豆炒用加强祛湿之功，此汤有健脾醒胃、去湿抗疲劳作用，对于脾虚湿重、精神不振者尤宜。

2. 以湿为主的春困用：扁豆茯苓汤

茯苓性平和，通过利水达到健运脾胃功效。不损伤正气，在去湿的同时健脾和胃、宁心安神。明代《药品化义》记载，“扁豆味甘平而不甜，气清香而不窜，性温和而色微黄，与脾性最合”。两者搭配，补脾而不滋腻，除湿而不燥烈。

3. 以湿热为主的春困用：三花薏米炒扁豆瘦肉汤

所谓“三花”即木棉花、鸡蛋花和槐花，它们分别有清热祛湿，治湿热下痢，清热凉血、润肠通便的功效。而薏米能健脾、补肺、清热利湿；炒扁豆则能健脾和中、消暑化湿。

除了食疗以外，使用药物熏蒸的办法以及做一些有氧运动，使身体出汗，也可以使湿从体表而解。

二、夏

夏季调养要点

具体来说，夏季的调养分为以下几个方面：

1. 睡眠：要晚睡早起

中医认为，春夏是阳气升发之时，人们应该顺应天时来补养阳气，因此，在春天和夏天都不应该睡太长时间，适当晚睡可以避免过度睡眠引起的“久卧伤气”的情况，但夏天跟春天不同，夏天天亮得更早，因此，有人讨厌天过早亮而导致睡眠不足。古人认为不应该讨厌过早的天亮，因为在夏天人的阳气最为旺盛，如果不是素体亏虚的人，在天亮时就起床是不会损伤人体的阳气的，所以“无厌于日”。但由于夏天一般凌晨四五点天就会亮，因此，夜晚不要迟于 12 点就寝，早晨 6 点左右起床就比较合适了。

2. 锻炼：要“使气得泄”

虽然不像春天那样要给出具体的锻炼方法，但《黄帝内经》给出了锻炼的目标，就是“使气得泄”。能使气外泄的运动，一般都是比较剧烈的运动，相当于现在所讲的“有氧运动”，这类运动能够出出汗，可以使阳气外泄，这样一方面不会使体内聚集太多的阳气而上火，另一方面也使阳气在体内流动得更为顺畅，使体内一些沉寒痼冷的疾病得以恢复。在三伏天进行天灸就是通过药物配合天气来促进人体阳气的运行以达到治疗寒证的目的的一种方法。

《黄帝内经》有言：“夏三月，此为蕃秀。天地气交，万物华实，夜卧早起，无厌于日，使志勿怒，使华英成秀，使气得泄，若所爱在外，此夏气之应，养长之道也。”

这段话的意思是，夏天是一个自然界万物繁茂秀美的季节，天地间的阳气交汇，使得万物均长势旺盛。此时人们应该迟一点睡觉，早一点起床，不要讨厌过长的白天，情志应该保持愉快，不要发怒，使人体的精神状态也像万物一样旺盛，使气机能够得以宣泄，就像非常喜欢外面一样使阳气向外面散发出去，这才符合夏季的养生之道。

夏天为火气当令，因此人比较容易烦躁发怒，这时应该调畅情绪，减少发怒，只有减少发怒，才能使阳气利于人体，使精力充沛，像树木旺盛一样，如果发怒，会损耗阳气，对身体是有害的。

3. 情绪：除燥制怒

夏季万物茂盛，阳气充沛，对脾胃来说是一个非常好的季节，一般患脾胃病的人都会觉得比较舒服，但需要注意的是，此时应该善于利用阳气，而不要损耗。比如说长期处在低温或开空调的房间中，气机被郁在体内，就不能达到“使气外泄”的目的，从而容易出现寒闭热郁造成口干、口苦等上火的问题；如果经常喝冷饮或吃清凉消暑的东西，又容易损伤脾胃，而造成口淡、食欲不振、大便稀烂等脾胃运化失常的情况。

夏季饮食宜吃“苦”

在苦味食品中首选苦瓜，《本草纲目》记载，苦瓜可“除烦热，解劳乏，清心明目”，苦瓜熬汤，可以防治中暑、治疗夏季腹泻等。另外，食物中的荞麦（可做面食），蔬菜中的莴笋、芥菜、芹菜、萝卜叶、苜蓿、油菜心等都有轻度的苦味，可供平时选择。而莲子心属于药食同用之物，尤其适合于小孩夏天烦躁易怒、睡眠不佳的情况。在药物中可选择味苦而有回甘的苦丁茶，对于夏天出现的咽喉炎、胸闷心慌等有不错的疗效。

在炎热的夏季，人们经常会受到气温的影响而变得烦躁起来，有些人还会出现口舌生疮、小便黄赤等情况，这是由于夏天在五行中属火，与心相关，气温的升高会引发人体内心火的亢奋，从而出现上述症状。根据五行学说，苦入心，而且苦有泻热之功，因此，在夏天适当进食苦味食物对健康有益。

苦味食品有很好的祛暑清热的功效，能够祛除心中烦热的感觉，保持头脑的冷静和心态的平和，同时对于口舌生疮也有不错的疗效。

苦味食物除能泻热外，还有很好的燥湿作用，可以祛除体内的湿气，使脾胃运化功能恢复正常。在夏天大家都会觉得食欲不振，适当的苦味可以促进食欲。现代研究也发现，苦味食物可以刺激胃肠的蠕动和消化液的分泌，增强人体的食欲和消化功能。

当然，不是所有人都适合吃“苦”，中医在很早就提出了“春夏养阳，秋冬养阴”的观点，认为春夏季节，随着气温的升高，人们多喜欢吃寒凉的东西以解暑，反而造成阳气的不足，需要使用辛温的食品来进补，甚至有地方在夏天有吃狗肉的习惯；其实这是一个问题的两个方面，夏天气候炎热，适当进食一些苦寒之物是合适的，但如果是平时阳气不足的人或贪图享乐一味吹空调、喝冷饮的人，就容易出现阳气损伤，不宜再使用苦味的方法来调补了。另外，老人和小孩以及经常会拉肚子的人，也不应食用苦寒之物。

大暑进补宜清补

大暑，二十四节气之一，正值“三伏天”中，是一年中最热的时期，在华南地区，也是雨水最丰沛、雷暴最常见、30℃以上高温日数最集中的时期；天气潮湿闷热，在野外或高温环境中工作的人很容易出现中暑的情况，因此，冬瓜水、绿豆汤等消暑佳品都深受大家喜爱。

但并不是所有的人都适合食用这些寒凉之品，有些人由于出汗过多，使气阴耗伤，容易出现全身乏力、食欲不振、口淡乏味、精神萎靡、身体逐渐消瘦等“虚”的表现，这时如果一味使用寒凉之物，反而使胃口更差，营养吸收不良，严重的甚至会出现消瘦的情况；这种时候就需要适当使用清补的办法。所谓清补，就是使用甘凉滋润之品，补益人体损伤的气阴，这种方法既避免了补气药的温燥，又避免了清热药的苦寒伤胃，补而不燥，清而不寒，既消解了暑热，又增强了体质。常用的药物有西洋参、石斛、麦冬等养阴之品，可以用来泡茶或煮汤；如果热比较盛，小便较黄，口干较明显者，可以加用竹叶、荷叶、西瓜皮等煮水代茶以加强清热作用。

以上调理方法主要适用于正常人或身体略微虚

山药、大枣、海参、鸡蛋、牛奶、蜂蜜、莲藕、木耳、甲鱼、豆浆、百合粥、菊花粥等都是夏日的清补佳品，可根据个人口味选用。鸭是暑天的清补佳品，不仅营养丰富，而且因其常年在水中生活，性偏凉，有滋五脏之阳、清虚劳之热、补血行水、养胃生津的功效。

大暑进补

老鸭冬瓜汤

老鸭 一只
冬瓜（连皮） 2000 克
瘦猪肉 100 克
芡实、薏米 各 50 克
北沙参 30 克

制法：将上述材料洗净，瘦肉切块，加入清水 2500 毫升（10 碗量），煲 1.5 小时。

功效：此药膳具有补虚损、消暑滋阳、健脾祛湿的作用，是夏季上等的清补食品。

弱但没有慢性疾病的人，对于一些患有慢性疾病如慢性支气管炎、肺气肿、支气管哮喘、慢性腹泻、风湿痹证等的人来说，大暑就要进补一些温燥的食物，在广东、福建等地有“大暑”天吃狗肉、羊肉的习惯，认为可以提供抵抗力，增加阳气，其实这种进补方法符合中医“冬病夏治”的理论。利用大暑温度最高、阳气最盛的特点，祛除体内停滞的寒、湿之邪，能够使阳气更好地恢复；现在比较流行的“天灸”也是根据这一理论来实施的。但需要注意的是，这种进补方法仅仅适合长期患有慢性疾病的人以及身体阳气不够，经常手脚发凉、怕冷等阳虚之人；对于正常人仍然需要慎重选择，以免出现咽痛、牙痛、发烧等上火的情况。

夏日消暑，西瓜最佳

夏日消暑，多会选择清凉之品，其中以西瓜最佳。这是因为：

1. 清热解暑

明代《食物本草》记载，西瓜，性寒解热，有天生白虎汤之称，因此西瓜有很好的清热解暑的功效。

2. 生津止渴

西瓜味美多汁，在清热解暑的同时可以补充因汗出过多引起的津液损伤，有生津止渴的作用，在清解暑热的同时，能够迅速缓解暑热伤津引起的口干咽燥、小便发黄等症状，这一作用是其他解暑药物所不具有的。

3. 食用方便

西瓜本身就是食品，生食即可，不像中药需要煎煮或加工，而且到处都可以买到。

4. 起效迅速

南宋文天祥曾作《西瓜吟》道："下咽顿除烟火气，入齿便作冰雪声"，可见西瓜解暑的效果是立竿见影的。

当然，并非所有人都适合在夏日食用西瓜。首先，长期在空调环境下工作的人很少受到暑热天气的影响，更不会出现因大汗出而伤津的情况，因此没有使用西瓜解暑的必要；其次，西瓜性寒，对于素体阳虚或气虚、容易出现腹泻的人不适合食用，过食易导致腹痛或腹泻的发生；再次，西瓜含糖量高，糖尿病患者要慎食；最后，西瓜味甜，患有消化性溃疡病的人不宜食用。

西瓜不仅能够解除暑热，因其性寒，故对急性热病（感冒发烧等）引起的口渴、烦躁以及醉酒后出现的头晕、烦渴等，都有一定的疗效。另外，西瓜归心、胃、膀胱经，对于心火亢盛引起的心烦胸闷，胃火亢盛引起的口干口渴，膀胱有热引起的小便不利、小便短赤涩痛、小便混浊等都有一定的辅助治疗作用。

粉葛去火，并非人人皆宜

随着气温一天一天升高，一些清热祛湿的汤水慢慢进入了我们的餐桌，最常见的就有粉葛煲鲮鱼。有人认为，此汤有清润下火、泻"骨火"等作用，是老少皆宜的一种下火良方；也有人认为，此汤可以缓解压力，祛除烦恼；还有人认为，此汤可滋容养颜，缓解更年期症状。到底这些认识是否正确呢？这就要从粉葛谈起了。

粉葛，学名葛根，因其含淀粉多而得名，味道甘甜，是一种食、药皆宜的植物。其性偏凉，味甘、辛；归脾、胃经，有发表解肌、升阳透疹、清热生津的作用。通过这一概述，我们应该可以理清一些认识：

1. 上下的问题

粉葛是可以去火，但不是下火，而是散火，不是对火的压制，而是通过升散疏导的方法使火散去，

去火粉葛

粉葛煲鲮鱼汤

粉葛 750 克
陈皮 1/4 个
鲮鱼 400 克
生姜 3 片

制法：陈皮洗净，粉葛削皮洗净，切块；鲮鱼宰洗净，去脏杂，慢火煎至微黄。然后与生姜一起放进瓦煲内，加入清水 2500 毫升（约 10 碗量），武火煲沸后，改为文火煲 2 小时，调入适量食盐便可。

功效：粉葛能除脾胃虚火、生津止渴。鲮鱼味道鲜美，两者合一，实为“散火”（即“下火”）之汤水。

这种方法对于因郁滞造成的火气有很好的疗效，因此可以用来治疗心情不好、压抑引起的烦躁、易怒甚至血压升高等情况，但并不适用于所有的更年期综合征的女性，因为更年期综合征很多时候是阴虚火旺，越升散则火越旺，反而有火上浇油的感觉。所谓的去“骨火”道理也在于此，产生“骨火”的原因是感受了寒湿邪气，寒湿邪气将体内的阳气闭住，不能升散，就好像用棉被盖住蒸笼一样，热气散发不出去，就会越来越重，葛根是起到了一个揭开被子的作用。现代研究发现葛根内含有丰富的大豆黄酮，有雌激素样作用，能够达到丰乳的效果，其实这也跟葛根升阳的作用有关，阳气内陷，则乳房扁平容易下垂，阳气生发，则乳房坚挺上翘，变得丰满。

2. 补泻的问题

由于粉葛中含有大量的淀粉，还含有黄酮、氨基酸等，又能够治疗高血压、糖尿病、冠心病等多种疾病，甚至可以丰胸美白，因此，很多人认为粉葛是一种老少咸宜、不可多得的绿色保健食品，可以长期食用。其实这种认识是相当错误的。从中药药理来看，粉葛不属于补药，反而属于损伤正气的药物，古人很早就认识到，本药“不可多服，恐损胃气”，“其性凉，易于动呕，胃寒者所当慎用”，“夏日表虚汗多尤忌”，因此，粉葛仅适合于身体比较盛实的人或实热为主的人，对于身体虚弱，尤其是脾胃虚弱的人并不适合食用，即使食用，也需与补益脾胃的食物搭配使用，比如与益气强筋骨的鲮鱼同用，就可以减少其对脾胃的损伤，即便如此，也不能长期食用，过了夏天就最好不要进食了，对于有虚火的人或者老年人、小孩子还是不要长期食用为好。

鸡蛋花，清暑扫烦热

每到夏季，在广州市的街头鸡蛋花树上都会有花朵纷纷绽放。它们花瓣洁白，花心金黄，极似蛋白包裹着蛋黄，五片花瓣轮叠而生，呈螺旋状散开，很是可爱，并且散发着沁人肺腑的香气。鸡蛋花是肇庆市的市花，更是老挝的国花，在东南亚一些国家，它更被寺院定为“五树六花”之一而广泛栽植，故又名“庙树”或“塔树”。

暑天天气闷热潮湿，暑热熏蒸，容易出现胸闷、烦躁、食欲不振、想吐、容易出汗等情况，中医认为：香气为人间正气，可去秽浊；这时用新鲜的鸡蛋花来泡茶喝，其特有的香气沁人心脾，可以使烦躁郁闷之气一扫而光，若无鲜品，也可用干品代之；如果热象比较明显也可配合菊花、金银花同用泡茶。如果要想好吃一些，也可加入红糖来煮鸡蛋花糖水，既能清热消暑，又避免鸡蛋花偏凉的弊端。

鸡蛋花还可以拿来煲汤，最常见的有鸡蛋花苦瓜煲瘦肉，此汤苦中有甘，甘中清润，最适合夏日消暑之用，而且能缓解夏日经常口干的症状，还可以用浆包着鸡蛋花按照天妇罗的做法去炸，基本保持了鸡蛋花的颜色和形态，也保证了鲜花里面的味道不会流失。虽然没有浸汤的吃法滑嫩，但也是特别的美味。

夏天天气炎热，食物容易变质，外出进食不慎会出现腹痛腹泻的情况，这种情况也可以用鸡蛋花处理，一般可用鸡蛋花 30 克，火炭母 30 克，若腹痛明显加救必应 15 克，若腹泻明显加葛花 15 克、茯苓 15 克，若腹胀明显加布渣叶 15 克，只要是湿热导致的，一般连服 3 天就可以缓解。

鸡蛋花不仅有很好的观赏价值，也有很好的药用价值，它是广东著名凉茶“五花茶”的重要组成部分之一，性凉而味甘微苦，入肺、大肠两经，有很好的清热、利湿、解暑、生津止渴等作用。

清暑扫烦热

鸡蛋花苦瓜煲瘦肉

鸡蛋花 25 克

苦瓜 500 克

猪瘦肉 400 克

生姜 3 片

制法：鸡蛋花洗净；苦瓜洗净，切开去瓤仁，切为片状；猪瘦肉洗净，整块不刀切。在瓦煲内放进生姜和清水 2000 毫升（约 8 碗水量），武火煲沸后加入苦瓜和猪瘦肉、鸡蛋花，滚后改为文火约煲 1 个小时，调入适量的食盐和生油便可。

鸡蛋花是广东著名的凉茶五花茶中的五花之一，性凉，味甘、淡；归大肠、胃经，具有润肺解毒、清热祛湿、滑肠的功效。如《岭南采药录》说它能“治湿热下痢，里急后重，又能润肺解毒”。苦瓜虽苦，但苦味性凉，暑热时吃后倍感凉爽舒适，有清心开胃的效果。此汤苦中有甘、甘中清润，且能清热祛湿、宽胸利肠胃。

荔枝是虚寒体质的首选

荔枝的作用主要在于扶助阳气，因此对于容易上火的人就不适合食用了，否则容易出现牙龈肿痛、口舌生疮等不适。如果实在嘴馋想尝鲜者，可以淡盐水浸泡后少量食之，当无大碍。不过，小儿肝火偏旺，当少吃为宜。荔枝中含有大量糖分，对血糖影响较大，糖尿病患者还是不吃为宜。

时至六月，是荔枝上市时。荔枝是岭南佳果，苏轼曾盛赞：“日啖荔枝三百颗，不辞长作岭南人”，其美味由此可见一斑。但“一颗荔枝三把火”，在炎炎夏日进食，岂不是火上浇油？其实不然，中医有“春夏养阳，秋冬养阴”之说，意思是说在春夏之际当以补养阳气为主，这是因为春夏之际气温升高，天地间的阳气比较旺盛，在这时顺势补养阳气，对虚寒体质的调理可以达到事半功倍的作用，这与三伏天进行天灸是一个道理，因此在炎热的夏季吃温热的荔枝也是可以的。

虽然说可以吃，但并不等于所有人都能吃，因为需要“春夏养阳”的人首先应该是虚寒体质的人，因此，适合吃荔枝的人也应该是虚寒体质的人，他们一般表现为：平时怕冷喜温，容易受凉，四肢不温，冬天或较凉的环境下会出现四肢冰凉，精力偏弱，容易疲劳，食欲不振，小便清长，大便多不成形，严重者会稀烂或如水样。

荔枝味甘性温，入肝脾两经，最益肝脾精血，可以说是最适合“职场精英”食用的水果，因为“职场精英”们大多饮食不规律，使脾胃受损，又思虑太多，劳伤心血；从而造成没有精神、失眠多梦、心慌气短等气血不足之象，可用荔枝补益气血。另外，荔枝可以说是女性的“恩物”，女性有经带胎产的特点，容易伤及血分，所以很多女性会表现出四肢不温、月经量少、痛经等血虚肝寒的表现，荔枝入肝经而养血，性温而散寒止痛，对女性气血亏虚有很好的调补作用。荔枝能入脾经，对脾胃虚寒引起的腹泻也有一定的辅助作用，尤其是对于腹泻时间较长的，遇寒冷而诱发腹泻，伴有口淡、纳差者效果更佳。

解暑，宜用鲜品荷叶

夏天到来，池塘里开满了莲花，北宋周敦颐认为莲“出淤泥而不染，濯清涟而不妖，中通外直，不蔓不枝，香远益清，亭亭净植”，这样的描述使人读后会有一种清香淡雅的感觉，为炎炎夏日带来阵阵清凉。

夏天天气炎热，人的食欲较差，荷叶气味清香，用其包裹食材进行烹饪，有增味解腻的效果，比如我们经常吃的荷叶饭、荷叶蒸鸡等等。

其实不仅是感观，莲还真的有解暑清热的作用，尤其是莲的叶子，也就是我们平时所熟悉的荷叶，清代著名的解暑方剂“清暑益气汤”中就有使用荷叶的记载。荷叶性平味苦，归肝、脾、心经，有清暑利湿、升发清阳、凉血止血等功效，可以用来治疗暑热引起的口渴、头晕、咯血、便血等，尤其以鲜品清暑之力最强。这里给大家介绍一些暑天常用的小验方。

1. 预防中暑

鲜荷叶 15 克，西瓜皮 30 克，煮水服；若临时发生中暑情况，可直接用鲜荷叶 3~4 片，绞汁让患者慢慢吞服。

脾虚最佳

干合欢花煲猪肝

干合欢花 10 ~ 12 克
猪肝 100 ~ 150 克
食盐 适量

制法：将合欢花放碟中，加清水少许浸 4 ~ 6 小时，再将猪肝切片，同放碟中，加食盐调味，隔水蒸熟，食猪肝。

党参大枣粥

党参 5 克
大枣 5 个
大米 60 克

制法：大枣去核，与人参、大米同煮为粥。

2. 暑天感冒

出现头晕、身体困重、时有低热等情况时，可以用鲜荷叶 15 克，扁豆花 15 克，金银花 10 克煮水代茶，少量频服。

3. 暑天小便黄

用鲜荷叶 15 克，鲜竹叶 15 克，煮水代茶饮用。

4. 暑天出血

暑天天气炎热，有些小孩容易出现流鼻血的情况，可用鲜荷叶 1~2 片，绞汁服用以止血。

中考逢炎夏，考生饮食巧安排

中考适逢酷暑，很多家长都希望能够帮助考生顺利通过，对家长而言，能做的最多就是照顾好考生的生活起居，其中饮食调补更是父母们格外关心的问题。这里就给望子成龙望女成凤的父母们提出一些饮食建议。

1. 饮食要卫生

不要在街边小摊上购买食物及饮料，尽量在家中进食，这样可以避免由于饮食不干净造成的急性胃肠炎。另外，进食生冷、刺激性食物也会诱发急性胃肠炎，因此，在此期间要注意少吃冷饮及刺激性食物。

2. 饮食要规律

考生年纪不大，很少有正气明显亏虚的情况，如果突然改变饮食习惯，进食过多高蛋白、高脂肪食物或服用人参、鹿茸等补品，会由于消化不良而出现腹痛、腹泻等急性胃肠炎的情况，因此，家长无须刻意去追加饮食，应保持饮食的规律与稳定，与平时类似就可以了，即使要进行食疗补充，也应该以清淡为主，不要过多食用油腻难消化食物。

有些学生即使饮食很注意，也会在考前或考中出现腹泻的情况，这主要是由于考试紧张引起肠道痉挛所致。针对这种情况的处理：（1）可以通过心理疏导、听一些放松的音乐等来缓解。（2）可以采取食疗的方法。对于平时身体健康，仅仅在考试时出现症状者可考虑食用干合欢花煲猪肝。如果平时有胃口不好、精神疲倦、大便容易烂等脾虚情况者，可考虑党参大枣粥。

有一些考生会出现因考试压力过大而引起睡眠不佳的情况，一般可睡前服用温牛奶一杯，但如果服用牛奶后出现腹泻情况，就不能服用了。

如果考生由于复习紧张导致体力消耗过多，记忆力下降时，可以吃一些核桃仁、松仁、鱼类、鸡蛋等给予饮食补充，猪脑、羊脑等对健脑补脑有一定的作用，但如果考生不能接受，也不必勉强，以免因不习惯类似饮食而出现厌食或消化不良等情况。

考生食疗

佛手粥

佛手 10 ~ 15 克

粳米 50 ~ 100 克

冰糖 适量

制法：将佛手煎汤去渣，再入粳米、冰糖同煮为粥。

炒黄花菜

干黄花菜 30 克

黄豆芽 250 克

制法：将材料洗净后用素油煸炒，加适量盐及调味品，做菜吃。

静心养气防情绪中暑

也许很多人还不知道，除身体会发生中暑外，人的情绪也会发生中暑的情况，当气温超过 35℃、日照超过 12 小时、湿度高于 80％时，气象条件对人体下丘脑的情绪调节中枢的影响就明显增强，这时人容易情绪失控，频繁发生摩擦或争执的现象，这种情况就是情绪中暑，又叫夏季情感障碍综合征。

如何才能做到静心呢？下面教大家一个小方法：

中医认为，夏季属火，因此炎热天气容易助心火亢奋而出现烦躁易怒、情绪失控、爱发脾气等情况，因此在夏天静心就显得尤为重要，俗话说“心静自然凉”就是这个道理。

1. 开心法

中医认为，心在声为笑，在志为喜。只要经常微笑，经常喜悦和开心，就能够使亢奋的心火平静下来，所以人们在夏天可以经常看一些喜剧、幽默、除了静心以外，在夏天养气也很重要，夏天天亮得很早，人的精力也特别旺盛，这时很多人就不注意休息，中医认为，“阳气者烦劳则张”，意思是当人辛苦劳累的时候，反而容易出现阳气张扬上亢的情况，这就是通常讲的“虚火”，因此，即使精力充沛，也要保证休息，一般夜晚不要超过12点睡觉，中午天最热的时候，如果有条件的话，休息一下更利于体力的恢复和情绪的稳定。

笑话等能够使人开心的东西，这样就可以保持良好的心情，减少情绪失控的发生。

2. 冥想法

人有七情六欲，如今人们的生活和工作压力总是那么大，要时时保持开心并不是一件容易的事情，所以，当烦躁易怒的情况已经出现时，可以使用冥想法。根据五行相克的原则，心属火，水克火，可以想象一下大海、湖泊等水多的地方，如果条件许可的话，也可以凝视珠江、人工湖之类的地方，对稳定情绪有很大的帮助。

3. 延缓法

如果通过以上方法还是无法抑制愤怒的情绪，就使用延缓法，在准备要发脾气时从1数到30，这样就能很好地评估目前的状况，也有可能找到解决问题的办法，这就是所谓的“三思而后行”。

疰夏的调理

素体亏虚是疰夏的基础，不是所有的患者都会出现疰夏的情况，一般基础较差的才会出现。由于患者正气不足，因此阳热的表现不会太明显，心烦、面赤、烦躁等情况较少发生，而主要表现为津液亏虚引起的口干口燥、尿少尿黄以及气虚引起的神疲乏力、食欲不振等情况。

疰夏是因素体虚弱、复感受暑热之气而引起的以乏力倦怠、眩晕心烦、多汗纳呆，或有低热等为临床特征的外感热病。

常规治疗暑热证多采用清热的方法，但由于疰夏患者本身正气不足，如果使用清热的方法会造成脾胃虚弱而使神疲乏力、食欲不振的情况更加严重；如果采用补气的方法又会使暑热的情况加重，而表现为口干口渴等症状。常规治疗暑湿证多采用祛湿的方法，但由于患者出汗较多，津液已伤，祛湿则阴津亏虚更为严重，而导致口干舌燥、尿少尿黄等症状加重；如果给予养阴的方法，虽然津液充足了，但又会出现身体困重等不适感。

那么，疰夏患者要如何调理呢？

1. 气阴两虚型以阴虚为主的可以食用酸梅汤与肉桂粉

酸梅汤是治疗疰夏的最佳饮品，首先，酸梅汤多用冰镇，有清暑热之效；酸梅汤以乌梅、山楂之酸配合甘草、冰糖之甘，中医有酸甘化阴之言，酸 + 甘 = 阴液，可以补充暑热伤及的阴分不足；酸梅汤中的乌梅、山楂有助脾胃运化之功，可以避免脾胃受损而加重湿热。最后，在酸梅汤中加入肉桂粉，不至于太凉，保证脾胃的阳气运行。

2. 暑湿困脾证暑热较盛的用王老吉凉茶

红罐王老吉具有三花三草一叶：菊花，金银花，鸡蛋花；甘草，仙草，夏枯草；布渣叶。集清热、祛湿、消滞为一身，而且花为主，取甘寒之品，清暑而不伤脾胃。

3. 气阴两虚以气虚为主的可以食用太子参蜜枣煲瘦肉

取太子参（甘，平）40 克、蜜枣（甘，平）3 个、猪瘦肉（甘，咸，平性）400 克、生姜 3 片。将太子参浸泡，蜜枣去核，猪瘦肉洗净切块一起下瓦煲，加入清水 2000 毫升（约 8 碗量），武火滚沸后改文火煲一个半小时，下盐便可。为小儿大人一起 3 ~ 4 人用。

4. 暑湿困脾证湿较盛的用绿豆糖水

绿豆可清暑利湿，但偏凉。本型以湿为主，湿易困脾阻，加之绿豆则脾阻更伤，此时煮成糖水可减少对脾胃的损伤。

5. 饮水的问题

喝温水比喝冷水更解暑：解暑需要依靠发汗，

预防疰夏的药物

生脉散

太子参、麦冬、五味子

参照古方的调理方法

李东垣的清暑益气汤

黄芪 3 克
苍术（泔浸，去皮）3 克
升麻 3 克
人参（去芦）1.5 克
泽泻及炒曲 1.5 克
橘皮 1.5 克
白术 1.5 克
麦门冬（去心）1 克
当归身 1 克
炙甘草 1 克
青皮（去白）1 克
黄柏（酒洗，去皮）1 克
葛根 1 克
五味子 9 枚

疰夏调理小偏方

小便黄＋口干口苦

淡竹叶 15克

疲倦＋口干

西洋参 10克冲水（偏热人用）

太子参 10克冲水（偏虚人用）

胃口不好＋困重

藿香叶或佩兰叶 10克

煮水，如果没有叶用梗也行，但疗效略差。

发汗当然需要水分，但中医认为“阳加于阴为之汗”，喝温水出汗的速度和舒畅度要比冷水好。另外，疰夏患者身体平素较差，因此，水湿会阻碍脾胃运化，从而出现水逆情况（喝水也不解渴，甚至想吐），这时可以在水中加入少许醒脾之物，如陈皮、砂仁等。绿豆汤、冬瓜水是不适合疰夏的人饮用的。

6. 空调的使用

空调为寒，寒可去热，空调可祛湿，因此有清凉的感觉；但突然进空调房，会使汗出不来，从而出现外寒内热的情况，从中医上讲属于寒邪束表，会伤害表阳，长此以往会出现颈肩部疼痛、过敏性鼻炎加重、容易感冒等情况；建议一方面空调不要太凉，另一方面有一个缓冲期，不要一下子就进入空调房。

7. 风扇的使用

风扇为风，风可去湿，可以去除因为暑湿引起的黏腻感，风性清扬，可使热邪随汗而解；但风为阳，因此对于去除暑的效果不好，建议可以增加冰冷的喷雾或冰水；另外人要适当补充水分，才能有汗出。

三、秋

秋季调养要点

具体来说，秋天的调养分为以下几个方面：

1. 睡眠

要早睡早起。跟春夏的阳气充足不同，到了秋天阳气逐渐减少，因此，要保证足够的睡眠来恢复阳气，所以要早点休息，但毕竟秋天天亮得还早，因此，不要太晚起床，而且秋高气爽，正是使肺气舒畅的时节，做一些吐故纳新的运动对肺的功能有锻炼的作用。

2. 锻炼

“使肺气清”。像夏天一样，对于秋天，《黄帝内经》也没有给出具体的锻炼方法，但给出了锻炼的目标，就是“使肺气清”，相对于闷热潮湿的夏季，秋季一般比较干爽，所以有肺病的人会觉得呼吸也顺畅了很多，因此，这时应该进行一些与呼吸有关的运动，如太极拳、八段锦、吐纳功等需要通过调整气息来完成的运动，使肺中浊气呼出，清气回纳。

3. 心态

情志稳定。秋天是收获的季节，人们自然会有丰收的喜悦和收获的满足，但同时秋天也是肃杀的季节，悲观的人会受到环境的影响而加重悲观的情绪，因此，情志的稳定是非常关键的，既不要因为收获而沾沾自喜，也不要因为天气的肃杀、环境的影响而悲观厌世。

秋季对于脾来说是比较有利的季节，因为脾喜

《黄帝内经》有言：“秋三月，此谓容平，天气以急，地气以明，早卧早起，与鸡俱兴，使志安宁，以缓秋刑，收敛神气，使秋气平，无外其志，使肺气清，此秋气之应，养收之道也。”

这段话的意思是：秋天是一个万物盛实而平定的季节，就像农民所种的庄稼一样，已经到了收获的季节，而且收成如何都已经成为定局，无法再进行更改了；寒气逐渐开始上升，阳气逐渐开始下降，天气渐渐变冷，树叶开始脱落，形成了一幅肃杀之象。这时候人们应该早点休息，早点起床，就像鸡一样，从而养秋天收敛之气。人的心情要平静，以免秋天肃杀之气对人造成影响，另外，不要像夏天那样“所爱在外”，要使气机内敛，肺气清爽，这就是秋天的收养之道。

燥而恶湿，干燥的天气有利于脾的健运，但对于胃来说，就不是太舒服了，因为胃喜润而恶燥，过于干燥的天气使胃失濡养，肃降无权，会出现便秘、口干等情况，因此秋天要吃一些清润的东西道理就在于此。

秋季饮食宜少辛多酸

《黄帝内经·阴阳应象大论篇》提到：“西方生燥，燥生金，金生辛，辛生肺”，可见秋天跟燥、辛、肺有关系。

秋天是一个比较容易干燥的季节，辛辣的食物可以使人的表气宣达，祛除体表的湿邪，所以很多人吃了辛辣的火锅后就会全身出汗，并觉得有一种气血畅通的感觉，这些对于肺的宣发以及管理血脉的功能是有帮助的，所以干燥的秋天会给人带来一种“秋高气爽”的感觉。但辛辣食物在宣通气血的同时又会耗伤人体的津液，汗就是由人体津液所化生的，过多的辛辣之物会加重津液的流失，而秋天天气本燥，如果津液流失过多，就会使肺燥津枯而出现燥咳的情况，主要表现为口干、咽干、唇干、干咳无痰等，所以在干燥的秋季，是不适合吃一些麻辣火锅等比较辛辣的食物，这就是秋季要“少辛”的原因。

秋天天气干燥，很多人都会喝水来解渴，但更多的人会选择清润的水果来缓解口干的情况，这两种方法有什么区别呢？喝水是最直接缓解口干的方法，但人不能喝太多水，因为人喝的水并不能直接补充身体的津液，喝下去的水需要经过脾胃的运化后才能为人所用，但脾喜燥而恶湿，喝水太多，反而会阻碍脾胃的运化，不仅不能解渴，反而会导致胃胀、不想喝水的情况，这就是所谓的口干而不欲饮；吃水果就不同，一般的水果也富含水分，但更重要的是它们多酸酸甜甜，一方面，酸性食物有健脾开胃的作用，可以避免喝水过多引起的消化不良，另一方面，中医认为，酸味的食物和甜味的食物结合在一起，可以达到产生阴津的作用，即所谓“酸甘化阴”。所以，秋季多吃一些酸的食物，也是缓解秋燥的一个有效的方法。

秋季进补要因时而异

“秋冬进补”是大家都知道的常识，但如何进补，却非人人皆知。秋季的时间跨度很长，从气候的特点来讲，可分为初秋和深秋两个阶段；由于气候特点不同，进补的原则和使用的材料也各不相同。

初秋多指夏天向秋天过渡的时期，在这个时期，气温还比较高，虽然由于空气湿度的下降，闷热气候的缓解，人们的胃口有所改善，但湿热邪气尚未完全消退，秋燥的感觉尚不明显，此时进补的原则与夏天有些相似，当以健脾化湿开胃之品为主。可使用淮山、薏苡仁、扁豆等中药，中医认为米粥有顾护胃气之效，而淮山、薏苡仁、扁豆等中药有健脾化湿之效，长期食用，不但能起到强健脾胃、增进食欲的功效，对于一些慢性胃炎、消化不良、慢性腹泻的病人还有一定的治疗作用。对于一些对天气变化较为敏感，而出现口、鼻、唇、咽干燥等秋燥伤津症状的患者，可以服用沙参麦冬汤滋养肺胃。俗话说：“药补不如食补”，秋天是丰收的季节，各种蔬菜水果琳琅满目，种类繁多，可选择梨、西瓜、甘蔗、菱角、椰子等水果及马蹄、莲藕、莲子、冬瓜等食品榨汁（梨汁、甘蔗汁、藕汁）、煲汤（胡萝卜马蹄水、竹蔗马蹄水、冰糖炖梨）、煮粥（莲子粥、莲子糖水）等，既可解热，又可润肺养胃，解夏末之热、初秋之燥，而且口感较好，比中药更

健脾化湿开胃

健脾化湿开胃粥

淮山 10~20 克
薏苡仁 10~20 克
扁豆 10~20 克

制法：煮粥，每次10~20克，可单独使用一种或两三种搭配使用，以口感合适为宜，每天一次。

滋养肺胃

沙参麦冬汤

沙参 15 克
麦冬 15 克
天花粉 12 克
玉竹 12 克
扁豆 12 克
甘草 6 克

制法：每天1次，症状好转即止，不可久服。

中医认为，四时均可养生，根据天人合一的理论，只要我们能够顺应其气候的特点，合理安排饮食和服药，一定是可以达到强身健体的作用的。

易被人接受，又没有副作用。

深秋则是指秋天向冬天转变的时期，在这个时期，气温已明显下降，给人以丝丝凉意，口、鼻、唇、咽干燥等秋燥伤津症状也变得较为明显，进补当以滋养阴津的食物与药物为主，平时要注意多饮水，保证水分的补充，还可以饮用牛奶、蜂蜜等养阴润燥之品。食材方面可选用百合、芝麻、松子、龟、鳖、兔肉等养阴而不滋腻之品。值得注意的是，随着天气的转凉，一些平时脾胃较虚的病人（尤其是一些老年人），这个时期已经不适合食用梨汁、胡萝卜马蹄水等偏凉的食物，而应进食一些补而不燥的食物，如栗子（有补益脾胃之功，可用来炖鸡、火腩）、禾花雀、鹌鹑、乳鸽等。其实，秋燥除了对人有不好的一面，也有其好的一面，例如对于平时有风湿关节痛的患者，可以借助秋天之燥性，配合食用具有疏风通络作用的蛇肉，能达到祛风胜湿的佳效。

雪梨是秋季润燥佳果

讲到秋季润燥，最常用的方法莫过于冰糖炖雪梨了。市场售卖的梨有很多品种，有鸭梨、沙梨、贡梨、香梨等，这些梨原则上都可以统称为“雪梨”，但真正能起到清热生津、润燥化痰作用的，应该是皮薄而浆多的品种，其中以天津鸭梨为上选。

梨虽然是水果，但毕竟偏凉，《本草衍义》一书中提到：“梨，多食则动脾，少则不及病。”脾胃虚弱的人吃后会出现腹泻的情况，因此不宜多吃，如果脾胃虚弱的人确实需要润燥，以熟食（煲糖水或煲汤）为佳。

对于“秋燥”的处理，远非一个“润”字那么简单，这是因为“秋燥”有寒热之分。夏秋之交，虽然天气已变得干爽，但气温仍较高，甚至有些城市气温会出现突然升高的趋势，这就是通常所说的“秋老虎”，这时的秋燥以温燥为主，主要表现为口干喜冷饮、咳痰带血丝或流鼻血、大便干结、舌红等。调理温燥可以选择清热解毒力较强的沙梨，即使要选择吃鸭梨或贡梨也建议以生吃为佳，因为梨“生者可清六腑之热”。如果要煲汤建议与清凉的川贝或罗汉果同煎，加强清热之力，而不太适合饮用糖水。到了秋冬之交，气温已明显下降，这时的燥以凉燥为主，主要表现为口干而不喜饮或喜热饮，咳痰清稀或无痰、舌淡苔干等症状。调理凉燥原则上需选择温润之品，偏凉的沙梨就不适合再吃了，即使吃鸭梨或贡梨也建议以熟食为佳，因为梨煮熟后寒凉之性会减弱，而且“熟者可滋五脏之阴”，此时可选择与健脾温中的红枣、莲子等同煮或用梨来煮粥，都可以起到润而不凉的作用。

洋塘五秀解秋燥

洋塘五秀指古时中国广州洋塘(今荔湾湖公园、洋塘路、南岸路、中山八路)一带种植的五种水生植物，分别是莲藕、马蹄、菱角、茭笋、慈姑。洋塘五秀早已闻名遐迩，但怎么会跟秋季调养拉上关系呢?

首先是时节，古人认为，时令食物最具天地中和之气，符合人体生理需求，所谓“食能以时”。我们来看看五秀收获的季节，莲藕一般在 9、10 月份开挖，马蹄在 10 月下旬开采，马蹄（荸荠）的收获周期很长，从晚秋的霜降开始一直到第二年春分，但也是从秋天开始的，菱角的晚熟产品在 9 月底 10 月初，茭白则在 9 月到 10 月间，由此可见，洋塘五秀都是秋季的当令食品。

其次是特性，这五种食物都富含水分，都属于食品，适合于秋季干燥的环境食用，对补充人体的津液有一定的作用。

最后，除菱角外，其他四秀都是药食同源的，

润而不凉

冰糖炖雪梨

雪梨 1只

冰糖 15克

制法：雪梨洗净，距根蒂2厘米处横切断，挖去雪梨心，在雪梨心的位置放入冰糖，盖上另一小半的雪梨（连蒂），将整只雪梨放在碗内，隔水炖，炖约 1 小时即可取出食用。饮汤吃雪梨。

由此可见，泮塘五秀无论从产出的时令、本身的特质以及其药用价值来看，都对秋燥有一定的缓解作用，应该是一类适合秋季食用而且对人体有益的食物。

有一定的药用价值：莲藕性凉味甘，生品可清热生津，凉血止血；熟用补益脾胃，益血生肌，对于秋燥有缓解的作用。马蹄性寒味甘，清脆可口，而且含有较多汁液，因此有“地下雪梨”之美誉，功能清热解毒、凉血生津、利尿通便、化湿祛痰、消食除胀，其生津的作用也可以缓解秋燥。慈姑性味甘平，有生津润肺、补中益气的功效，也可以用于秋季肺燥之证。茭白性寒味甘，有除烦渴、解热毒的作用，对于秋燥引起的口渴有一定的帮助。

吃月饼，选适合自己的

现在的月饼种类繁多，有传统的莲蓉月饼、五仁月饼，有时髦的冰皮月饼、水果月饼，有健康的果蔬月饼、茶叶月饼，也有高贵的人参月饼、鱼翅月饼等，让人觉得眼花缭乱，无从选择。

说到中秋，就不能不提到一种非常应节的食物——月饼。有些人因为健康的原因，也不知道哪种月饼更适合自己，下面我们就针对市面上常见的月饼进行分析，给大家做一个健康指引。

1. 传统月饼

传统月饼按照产地可分为广式月饼、苏式月饼、京式月饼、潮式月饼、徽式月饼等多种，其中以广式月饼最为出名，影响力也最大，其主要特点是：皮薄、松软、香甜、馅足，但不管产地在何处，多糖多油是传统月饼的共同特色，因此，有糖尿病的患者是不适合食用传统月饼的，有高血压、高血脂以及心脏病的患者也应该尽量少吃，有肝胆道疾病的患者也不宜食用，以免诱发疾病反复。但对于年轻人，尤其是身体偏瘦、营养不足的人则可相对多吃一些；传统月饼蛋黄中富含卵磷脂、维生素和矿物质等，对儿童的生长发育都有一定的好处，因此，在不影响消化吸收的前提下，小孩也可以适当吃一些蛋黄莲蓉月饼。五仁月饼中含有的果仁有补肾润肠的作用，对于老年人，如果没有心脑血管疾病及糖尿病者，可以考虑食用，尤其是有老年性便秘的患者更适合食用；但由于果仁中也富含油脂，因此平时容易腹泻的人则尽量少吃。

传统月饼中还有一些以咸味为主的，如金华火腿月饼、榄仁烧鸡月饼、瑶柱叉烧月饼等，对于不喜吃甜食或容易消化不良的人有一个另外的选择，但仍无法摆脱多油的问题。

2. 改良月饼

改良月饼在外形及制作工艺方面与传统月饼相近，但在馅料方面进行了改良和创新，比如以枣泥、豆沙、芋泥、绿茶以及水果如哈密瓜、凤梨、荔枝、草莓、冬瓜、芋头、乌梅、橙等为馅料，配以果汁或果浆，因此更具清新爽甜的风味。这类月饼丰富了月饼的口味，比较受小朋友的欢迎，而且由于馅料的改变，油脂及糖的比例在下降，相对于传统月饼来说，适应范围更广，对于有高血压、高血脂、冠心病及平时容易消化不良的人来说，食用改良月饼要好过传统月饼。但改良月饼还存在不足之处，就是其外皮多需加入猪油，才能达到油光闪闪、油润软滑的效果，因此，尚不能完全摆脱多糖多油的问题。

3. 冰皮月饼

冰皮月饼的皮多由淀粉做成，馅料多选用水果馅或绿豆馅，彻底解决了传统月饼的高糖、多油问题，应该归属于健康食品，因此也深受白领佳丽的喜爱。其实不仅是白领佳丽，凡有心脑血管疾病或相关风险的人，都可以选择食用冰皮月饼取代传统月饼或改良月饼，但也不是说冰皮月饼就完美无缺。首先，冰皮月饼应该在冰箱中低温保存，如果没有条件的话，比较容易变质；其次，冰皮月饼一般食用时温度偏低，胃寒的人或平时容易消化不良、容易拉肚子的人食用时就需慎重了。

月饼种类很多，作为应节之物，大多数人都不会食用过多，因此，不会出现因食用月饼而出现不舒服的情况。对于既往身体不是很健康或合并有其他疾病的人来说，只要认真看一下月饼的主要成分，进行适当的选择，还是可以找到适合自己体质的月饼的。如果确实无法找到适合体质的月饼，也可以在赏月之时略吃少许月饼，一般 1/8 个月饼是不会造成病情反复的，毕竟中秋节每年只有一次，重要的是节日快乐！

4. 特殊月饼

所谓特殊月饼，就是从外形上看像月饼，而实际无论从做工还是成分看，与月饼已经有了很大的差别。比如比较常见的冰激凌月饼以及巧克力月饼，这类月饼由于存放困难，食用起来不适合多数人共同分享。因此，一般是年轻人作为营造情调之物，小孩子也比较喜欢，但目前还无法取代主流的月饼市场。

5. 保健月饼

随着人们对健康越来越重视，如何能够更“健康”地进食月饼也是摆在我们面前的一个难题，于是，专门针对糖尿病人群的无糖月饼，在月饼中添加具有保健作用的药物月饼（人参月饼、钙质月饼、药膳月饼、含碘月饼）等应运而生。实际上，由于月饼是一种节令性很强的食物，很少有人会长时间食用，而不管是食补还是药补，都是一个比较长时间的过程。因此，虽然我们不能否认在月饼中添加一定的保健药物对人体有利，但作为仅在中秋节前后短暂食用的食品，其保健作用很难对人体健康有过多的影响。至于无糖月饼，确实是帮糖尿病患者解决了应节之需，但购买时要注意其成分说明，另外，要注意其选择的饼皮，因为很多饼皮中本身就含有糖分，总的来说，还是少吃为宜。

巧用刮痧除秋日湿热

刮痧是中医的一种传统治疗方法，主要是使用刮痧板蘸刮痧油在皮肤相关部位进行刮拭，达到疏通经络、活血化瘀的目的。简单地讲，就是扩张毛细血管，增加汗腺分泌，促进血液循环。按理说，刮痧适合于各种季节，可民间有句俗话："立秋刮刮痧，活到八十八。"就是说最好在入秋后进行刮痧，这是什么原因呢？

立秋以后，天气逐渐转凉，湿气容易郁闭经络，寒气外闭，湿邪在里郁闭阳气而化热，从而形成外寒内热、寒包火的情况。由于湿热在里，人会出现头昏脑涨、心烦郁闷、全身酸胀、倦怠乏力等情况。虽然这种情况不是很严重，但也让人感觉不适。因此，在这个时候进行刮痧，可以去除体内的湿热之邪，寒邪也不容易闭阻，身体也能如天气般"秋高气爽"。

中医认为，外邪侵犯人体，首先侵犯肺卫。肺卫是人体的第一道防线，刮痧通过对皮肤的刺激，调整人体的肺卫功能，从而提高机体的免疫力。因此对感冒发烧、头痛、咳嗽、鼻炎等外感疾病有很好的疗效。以感冒为例，中医认为，秋季气温变化较大，外感风邪，就会引起肺卫功能失调并引发感冒。通过刮痧，调整肺卫功能，有助减少患感冒的机会。

同理，在秋季，感受寒邪或湿邪，会引起各种关节疼痛，如肩周炎、落枕、腰肌劳损、颈椎病等，刮痧也都有很好的疗效。秋天是人体肺气最为旺盛的时节，选择在这个时候进行刮痧，正是利用了季节特点，这与三伏天天灸有异曲同工之妙。

刮痧治疗也不是时间越长、次数越多越好。一般情况下，刮痧治疗时间限制在15~20分钟之内，但具体的时长与次数，要看病情的轻重缓急而定，并非刮得越黑、越痛越好。正确做法是当刮拭部位上出现微红色或紫红色的痧斑即可停止。

古代医家认为，"痧"的产生主要是由于风、湿、火三气侵袭肌肤，使阳气不得宣通透泄所致。因此，在湿邪较重的时候患"痧"证的可能性较大。在广东，"长夏"是一年之中湿气最重的时期，但湿是阴邪，天气较热湿，湿邪会随热气而蒸腾，不容易郁闭人体的阳气。

刮痧一般是用牛角或玉石制作的工具刮拭皮肤表层，红斑颜色的深浅通常是病症轻重的反映。较重的病，"痧"就出得多，颜色也深，如果病情较轻，"痧"出得少些，颜色也较浅。刮痧后皮肤上的"瘀斑"会在3~5天内逐渐消退，最迟也不会超过1周就能恢复正常。

四、冬

冬季调养要点

《黄帝内经》有言："冬三月，此为闭藏。水冰地坼，勿扰乎阳，早卧晚起，必待日光，使志若伏若匿，若有私意，若已有得，去寒就温，无泄皮肤，使气极夺。此冬气之应，养藏之道也。"

这段话的意思是，冬天是一个万物蛰藏的季节。水寒成冰，大地龟裂。这时候人们应该早点休息，晚点起床，一定要等到阳光出现后起床才好，以此来避免阳气的耗伤，要使神志深藏于内，安静自若，使心肾之阳气内守，同时要注意防寒保暖，不要使阳气从皮肤开泄出去而令阳气损失，这就是冬天的藏养之道。

具体来说，冬天的调养分为以下几个方面：

1. 睡眠

早睡晚起。冬天阳气潜藏，天黑得早，亮得晚，所以我们休息要顺应天时，早点休息，晚点起床，如果有条件的话，最好等到太阳出来以后再起床，这对阳气的损伤是最小的。

2. 锻炼

少动养阳。冬天天气较冷，尤其是在北方，是不具备外出锻炼的条件的，即使是在相对温暖的南方，过分的锻炼也会损耗人的阳气，因此，对于冬天来说，应该像冬眠的动物一样，减少活动，静养身体，为来年开春的活动打好基础。

3. 心态

恬淡自省。冬天是一个蓄势待发的季节，到了年底，不管是单位还是个人，都应该对一年的工作进行总结，准备来年的计划，此时一定要平静地对待过去，所谓已逝者不可追，冷静地规划未来，不可头脑发热，这才符合冬天潜藏之性。

冬季阳气潜藏于内，反而使脾胃的阳气得以充足，所以冬天是一个适合进补的季节，这个时候人的食欲较好，而且对于肉类和油腻的东西的接受程度会提高。对于体质虚弱的人来说，冬天是一个很好的恢复的季节，所以冬天不仅是阳气蛰伏的季节，也是阳气蓄势的季节，应该根据体质特点选择相应的进补食谱。但需要注意的是，不可进食过多，因为进食过多难消化的食物，轻则导致消化不良，重则会食滞化火，造成原有的胃病反复或加重。

冬季饮食贵在淡

为什么会在冬季强调“淡”味呢？这还要从中医对调补的认识说起，我们一般认为，冬天天气寒冷，应该以补养人的阳气为主，这种想法并没有错，但古人认为，调补应该以“春夏养阳，秋冬养阴”为原则。古人对于秋冬进补的原则为什么会和现代人的认识不一样呢？这是因为古人认为，春夏虽然天气炎热，阳气充足，但人的活动多，活动会损耗阳气，而且在天气炎热时多进食偏凉的食物，这些寒凉的食物也会耗伤阳气，因此，我们在春夏应该注意保护我们的阳气；而秋冬不同，秋冬季节，由于天气转冷，我们都会注意保暖，加之寒气外袭，则人体阳气内敛，反而内部的阳气要充足一些，而且秋冬是国人进补的季节，所以会吃很多富含营养的食物，这些中医认为是膏粱厚味的东西，会产生内热，内热会损伤阴分，而出现上火的情况，所以在秋冬应该以补养人的阴分为主；但毕竟秋冬季节天气寒冷，阳气不足，如果吃一些寒冷滋腻的东西来养阴又会造成饮食停滞，脾胃运化失常，这时淡味就可以发挥作用了。

淡本不是传统的五味之一，淡是味道不浓烈的一种状态，所谓“味之薄者”，也就是说，虽然还有五味存在，但味道较为轻薄，以食物本来的味道为主，有点类似于现代烹调所讲的原汁原味。

首先，淡味不等于无味，如果废除五味，则会变得淡而无味，既不适口，也不养生；所以，淡味是少放调料，以食物本身之味道为主。味淡，则寒凉略多于温热，酸苦咸淡略多于辛甘，阴味多于阳味，符合淡食养阴原则，与秋冬所要求的养阴不谋而合。而且，冬天厚味腻食吃得较多，尤其是春节的时候，经常是大鱼大肉的，这时适当地注意淡食可以使人的味蕾恢复，食欲恢复，清代美食家李渔认为："馔之美，在于清淡，清则近醇，淡则存真。味浓则真味常为他物所夺，失其本性了。五味清淡，可使人神爽、气清、胃畅、少病。"

冬吃萝卜，好处赛人参

根据中医古籍记载，萝卜具有消积滞，化痰热，下气，宽中，解毒等功效，可以治疗饮食停滞、腹部胀满、咳嗽有痰、吐血、流鼻血、偏头痛等多种疾病。现代研究也发现，萝卜中含有的多种微量元素可以增强机体免疫力。另外，萝卜中还含有可以帮助消化的淀粉酶和可以促进胃肠运动的B族维生素和钾、镁等矿物质，可以起到通便、降脂及预防胆结石等疾病的作用。俗话说："冬吃萝卜夏吃姜，不劳医生开处方"，可见萝卜的药用功效十分广泛。

萝卜除可食用外，还有很好的药用价值。

1. 下气消滞

很多人可能都有过这样的经历，食用较多萝卜后会频频放屁，这就是萝卜的下气之效了。所谓下气，就是加强胃肠的运动，使胃肠道的气体从肛门排出，这样就可以很好地缓解胃肠内胀气引起的胃胀及腹胀。同时，由于其能够加强胃肠运动，因此对于功能性便秘也有一定的作用，在《本草纲目》中就有萝卜治疗便秘的记载。萝卜还具有消滞的作用，所谓消滞，就是消除饮食的积滞，简单来说就是帮助消化，萝卜可以用于进食过多或进食肉类后出现的消化不良的症状，因此，我们经常会在煮肉的汤中加入萝卜，这样就可以避免出现消化不良的情况。由此可见，对于平素进食过饱、经常腹胀、大便不通、放屁较臭等容易饮食停滞者可以经常食用萝卜帮助消化。

2. 化痰止咳

萝卜本身有良好的化痰作用，能够使痰变稀而容易咳出，《本草经疏》一书中记载：萝卜"生者味辛，性冷；熟者味甘，温平"。一般认为，萝卜是偏凉的，所以在化痰方面以清化热痰为主，如果是寒痰，就需要配伍一些偏温的药物同用才行。因此对于平时咳嗽痰多，痰黏难咳者食用萝卜有一定的帮助。

萝卜有这么多好处，还是有一些人不适宜吃的。

1. 脾胃虚弱者

由于萝卜有下气和消滞的作用，因此对于脾胃虚弱而没有积滞者，就不宜长期食用，因为过多地行气就有耗气的可能，使虚弱的状态无法好转，从而加重虚弱的情况。

2. 服用补气药物者

很多人都认为萝卜有解药的作用，建议吃中药的时候不要吃萝卜，其实这是一个误区；从中医理论来说，萝卜与其他中药没有“相畏”、“相反”的情况，因此不存在对其他中药的影响。但由于萝卜有下气和消滞的作用，中医认为行气太过容易破气，食用萝卜对于补气类药物的补益作用存在着一定的妨碍，从而造成人们的误解，因此在服用补气药物如党参、黄芪时不宜吃萝卜。

3. 虚寒咳喘者

由于萝卜性偏凉，因此其止咳平喘的作用主要是通过清热化痰来完成，对于痰热型的咳喘患者效果较好，对于以虚寒为主而表现为痰白质稀或如泡沫等的咳喘并不适合。比如慢性支气管炎、支气管哮喘等患者一般病程较长，在体质方面以脾肾亏虚为主，因此不适合食用萝卜，但如果是急性发作期，表现痰多色黄质黏者可以辅助食用。

冬季进补吃羊肉

一到冬天，很多人会出现四肢冰冷、怕冻的情况，这主要是由于冬季天气寒冷，人体的阳气潜藏于体内，气血流通不畅，四肢缺乏温养所致，女性由于

化痰止咳

白萝卜排骨汤

白萝卜 250克

排骨 250克

制法：萝卜刨皮切成块状。排骨切成块状后，放水里焯一下，然后洗净。在高压锅里放凉水，把焯好的排骨放入锅里，放两大汤匙的料酒，然后压15分钟后关火。等高压锅的压力除去后，打开锅盖，把萝卜块放入排骨汤里，然后放入适量的盐，加盖用小火炖20分钟后即可起锅。家里没有高压锅的，排骨焯水洗净后，用瓦煲大火煮开后，用中火炖30分钟，然后改小火炖20分钟后，加白萝卜再一起炖40分钟也可以。

化痰止咳

白萝卜粉丝汤

白萝卜 200克

粉丝 50克

制法：白萝卜切丝备用，小葱切葱花。粉丝冷水浸泡备用。锅中入水，水沸后入白萝卜丝和粉丝，煮七八分钟至汤汁开始略略变白，煮出白萝卜的味道。关火后调入盐和鸡精起锅，撒入葱花，滴入数滴香油。

有月经的影响，比较容易出现血虚的情况，在血虚的基础上受寒，则四肢冰冷的情况会更加严重，所以这种情况在女性尤为常见。对于这样的情况，中医有个很好的食疗方——当归生姜羊肉汤，就是用当归、生姜与羊肉同煎，其中当归可以补血温通经脉，生姜可以温中散寒，而羊肉可以温补气血、强壮身体，三者合用，既能补又能通，可以使气血流畅，四肢冰冷的情况就会明显改观了。

之所以选择羊肉，是因为在各种肉类中，猪肉、鸡肉、鸭肉、兔肉、牛肉等均属于平性或偏凉性之物，基本上没有温阳的作用，而羊肉有温阳的功效。有人会说，要论温阳的效果，狗肉比羊肉更好，食用狗肉岂不更好？狗肉确实以温阳为主，但养血之力相对不足，对于平素阴血不足的女性，食用后很容易出现虚火上攻的情况；不过如果是男性在冬天出现四肢冰冷就比较适合食用狗肉。

中医认为羊肉，味甘，性温，入脾、肾经。有补虚劳，祛寒冷，温补气血；益肾气，补形衰，开胃健力；补益产妇，通乳治带，助元阳，益精血等作用。因此比较适合女性体弱者食用。

羊肉既能养血，又能温阳，男女都可食用。在做羊肉汤时，是否要加当归，关键是看体质中有没有血虚的情况，如果是平时月经过少，经期较短，经色偏淡，面色较苍白，容易头晕、乏力的女性，可以加当归，如果平时没有太多的不舒服症状，也可以不加当归，只吃羊肉就行了。

羊肉虽然是个好东西，但并不是所有人都适合吃。首先，小孩是纯阳之体，肝常有余，因此不适合多吃；其次，经常抽烟喝酒的人身体湿热较重，也不宜多吃羊肉；最后，羊肉毕竟偏热，对于容易生疮、长青春痘等体质偏热者还是不适合食用。尤其要注意的是，有一些人虽然也有四肢发冷的感觉，但平时容易上火，容易出现口干口苦，或吃一点补的东西就会上火，这样的人四肢发冷不是因为虚寒，而是气机运行不畅，这样的情况也是不适合食用羊肉的。

固元膏，利弊因人而异

冬季进补不能不说一下固元膏，很多人认为它有补气血、补肾、安神、养血、润燥、健脑益智、强筋骨、延缓衰老的功效，老少咸宜，男女通用，是不可多得的滋补佳品。那么，固元膏果真如此神奇吗？

在固元膏中，阿胶是主要组成部分，其味甘、性平，归肺、肝、肾经，有补血养血止血，滋阴润肺之功，可用于阴血亏虚导致的头晕、心慌、失眠、心烦、喘咳等证，也可用于各种出血的止血方面；黑芝麻则味甘、性平，归肝、肾经，有补益精血，润燥滑肠之功，可用于治疗肝肾亏虚引起的须发早白、头晕眼花以及肠燥便秘等证；核桃仁其味甘、性温，归肾、肺、大肠经，有补肾、温肺、润肠之功，可用于治疗肺肾亏虚引起的腰痛脚软、虚寒喘咳、肠燥便秘等病；大枣味甘、性温，归脾胃经，有补中益气，养血安神，缓和药性之功，可用于治疗中气不足、脾胃虚弱以及妇女血虚面黄及烦躁等证；冰糖味甘、性平，归肺、脾经，有补中益气，和胃润肺，止咳化痰之功，可用于肺虚、肺燥引起的咳喘等证；黄酒味甘、性辛温，有通血脉、厚肠胃、润皮肤、养脾气、扶肝、除风下气之功，对于女性阴血不足引起的四肢冰冷及怕冷等有很好的疗效。这些药物从归经来看，涉及肺、肝、肾、大肠、脾、

冬季进补

当归生姜羊肉汤

白羊肉 500 克
当归 30 克
生姜 50 克

制法：羊肉用清水洗净切块后再用生姜爆炒，当归则以纱布包裹，再与爆炒好的羊肉一起煮汤，文火煮大约 1 小时后调味即可。

功效：有活血补血，益气养阳的功效，特别适宜气血亏虚、大病久病及产后的女性食用，对改善痛经、月经不调也有显著效果。

固元膏是滋补类药品，偏温性，容易上火、经常喝酒、经常长痘长疮的人最好也不要服用固元膏；有瘀血、气机不畅者要慎服；儿童的脏腑原本就比较娇嫩，也不要服食固元膏。

胃等多个脏腑，从功效来看，既能补血，又能补气，还能滋补肝肾，确实有很多功效，尤其是对于女性阴血亏虚引起的更年期综合征、月经不调、产后以及气血不足导致的手脚冰冷等，老年人的功能性便秘，肾虚型的慢性支气管炎、支气管哮喘，各种出血性疾病的身体调理都应该有所帮助，对于气血不足引起的面色萎黄、皮肤干燥等应该也有所帮助，因此也有一定的养颜作用。

有一利必有一弊，固元膏并不适合所有人服用，固元膏里面除了阿胶以外，还有黑芝麻、核桃仁以及红枣，它们各自都有补精益血、补肾润肠、补中益气的作用，可见，固元膏是比较滋补的，如果长期食用，容易出现消化吸收不好的情况，比如腹部有胀满感。因此，脾胃不好，有腹胀、大便稀烂等消化不良表现的人群，还是少服固元膏。湿气偏重、脾胃偏弱者，如果不先调理脾胃，肠胃也承受不了补药的滋腻。

可能有人会说，这些问题主要是配方原料造成的，我们可以更换原料，比如容易上火的人去掉核桃仁等偏温的药物，经常长痘痘的人加入一些土茯苓，经常抽烟的人加入一些南北杏不就行了吗？也确实有一些商家根据不同人的体质制定了男士专用固元膏、儿童专用固元膏、龟苓菊花固元膏等，这种尝试值得推荐，起码比千篇一律更能体现中医辨证的原则。但有一点恐怕很难处理，中药剂型有膏、丹、丸、散、酒、露、汤、锭之不同，针对不同的情况用不同的制剂类型来应对，膏方的最基本特点是滋补，这个特性是你换药也没有办法解决的，因此，对于适合滋补的人群来讲，我们可以尽量多地通过调整配方来满足大家的需要，但对于不适合使用膏方的人是否就没有办法解决了呢？其实相对于膏方来说，在岭南地区，由于大家都有煲汤的习惯，汤剂的调补功效也是不容忽视的，而且汤剂可以变换组合，因人而异，对于一些没有条件煲汤的人来说，也可以使用丸剂（如乌鸡白凤丸、逍遥丸、香砂养胃丸等）长期服用，以收调补之效。

快乐健康过大年

春节是中国人的传统节日，也是一年中最重要的节日，在整个春节期间，人们走亲访友，频频参加宴席，吃好的，喝好的，无疑会给脾胃增加负担。为了让春节过得既快乐又健康，需要做一些基本功，了解一些与身体密切相关的健康知识。

1. 喝对酒

一般常喝的酒有黄酒、啤酒、白酒、红酒，黄酒是以糯米、小米等粮食作物为原料的发酵酒，因为没有经过蒸馏，所以酒精含量低于20%，而且黄酒中还基本上保留了粮食中的精华物质，含有多种氨基酸、糖及维生素等，其营养价值超过了啤酒和葡萄酒，中医认为黄酒厚肠胃，助消化，所以喝黄酒是个不错的选择。

女士们在聚会中一般都爱喝红酒，红酒是经自然发酵酿制处理的果酒，原料主要是水果，所以红酒也被叫做葡萄酒，含有较多的葡萄果汁，酒精度较黄酒为高，最高可达30%。元朝宫廷太医忽思慧在《饮膳正要》写道："葡萄酒益气调中，耐气强志。"红酒性温味甘、苦，有活血祛寒之效，红酒色红，五行中属于火，因此对于心脏有很好的保健作用。相对来说，红酒适合细斟慢酌，与黄酒的意境不同。

冬季进补

固元膏

阿胶 250克
黑芝麻 500克
核桃仁 500克
红枣 500克
冰糖 250克
黄酒 1000毫升

制法：除黄酒外，所有原料打粉（红枣先去核，芝麻先放在铁锅里炒干）。把粉末倒进大盆里拌匀后加入黄酒，然后放锅里隔水蒸约1小时（先大火，后小火）即可。

无酒不成宴，没酒就没了年味儿，有酒才像过年，但酒喝多了难受，还伤身体，所以，关于过年喝酒的问题，关键是少喝，另外还要喝对酒、吃对菜、找对方法，这样才能既尽兴，又避免损伤身体。

喝酒少不了下酒菜，花生米是我们最常用的下酒菜，油炸花生米虽然质脆好吃，但比较油腻，不适合在春节期间吃，可以吃糖醋花生米。因为糖是甜的，甜入脾，可以补脾；醋是酸的，酸入肝，可以养肝。糖醋类的菜肴都有养肝解酒、健脾开胃的作用。同时，中医认为酸甘化阴，糖醋类的食物可以养阴生津，很多人酒喝多了容易口渴，这就是津液缺乏的表现，食用酸甜的食物可以缓解饮酒后口干口渴的症状。

从气质上来说更适合女性。

啤酒也是粮食酿造而成的酒啊，但啤酒不适合春节饮用。因为啤酒都是凉着喝，春节时天气较冷，饮用凉的酒对肠胃有刺激，影响消化吸收，会使人觉得不舒服。另外，啤酒中所含气体较多，容易出现饱胀感，会影响聚餐时的进食。啤酒所含酒精度较低，消食的作用不大。

白酒一般度数较高，容易喝醉，因此，不建议在春节聚会的时候喝太多的白酒，但白酒有通行血脉，提高兴奋度的作用，对于调整现场的气氛以及寒凉天气身体的回暖有一定的帮助。

萝卜是解酒、醒酒的常用菜肴，对于饮酒后出现的饱胀、消化不良、口渴等都有调理作用，不管是白萝卜、绿萝卜、水萝卜还是花心萝卜，都有行气开胃的作用。但是，有一种萝卜喝酒的时候千万别吃，那就是胡萝卜，因为胡萝卜中含有胡萝卜素，酒精可促进胡萝卜素吸收，容易造成维生素 A 中毒。

药材中的葛花有解酒功效。葛花性味甘、辛、凉，入脾、胃经，有和胃解酒，生津止渴之功。适用于饮酒过度、头痛、头晕、烦渴、胸膈饱胀、不思饮食、呕吐酸水等。但葛花不是每个地方都有，南方较多，北方较少，北方人可以使用一些跟葛花类似的药物，如绿豆汤。

用葛花醒酒，以水煎服效果较好，可用葛花 15 克加水煎服，代茶饮。

2. 解腻

春节期间聚会多，人们在不知不觉中就会吃多了，吃油了会腻，吃多了也会腻。春节吃腻了怎么办呢？

解腻的机理，一个是消，也就是使食物在体内得以消化，可以使用山楂、麦芽、谷芽、神曲、莱菔子、鸡内金等药物；一个是导，也就是使过多的食物排出体外，像水果、蔬菜，尤其是含纤维素较多的蔬果如苹果、白菜等都可以增加胃肠运动，促进食物排出。这两类食物都可以作为解腻的选择。

如果是面食吃多了，消食用大麦茶效果最好；如果是米食吃多了，就要用谷芽、神曲；如果是肉食吃多了，山楂最好。给大家推荐一个代茶饮，对各种类型的吃多了都有好处——麦芽、神曲、山楂，各 20 克，沸水冲泡代茶饮。

莱菔子就是萝卜子，吃多了不消化用莱菔子煮水饮用，有很好的效果。但是用来消食的莱菔子一定要用炒莱菔子。也可以生吃萝卜，怕吃生萝卜烧心的人，可以蘸一点点盐。

很多人酒喝多了感觉燥热、烦热，因为酒是辛热之品，此时可以喝点蜂蜜水，蜂蜜是清热解毒，除烦安神的食物；此时不适合喝浓茶，因为浓茶虽然有利尿的作用，但是浓茶中的茶碱会伤害到肾脏；喝酒前还可以喝点牛奶，可以保护胃黏膜，但是解酒醒酒的效果，不如蜂蜜。

3. 应对“春节病”

过完春节，很多人会感觉懒得动、睡不醒，或者没胃口、睡不着，这是我们常说的“春节病”。

（1）懒得动。劳则伤气，春节期间，迎来送往、朋友聚会，会让人过度劳累，出现气虚的症状，有点类似于兴奋之后人会发软，比如疲倦乏力，劳则加重，休息则缓解，这种气，中医认为是“元气”，应对这种症状要用补元气的药物，人参就是大补元气的药材，可以用人参泡茶服用。

有的人容易上火，虚不受补，泡茶时可以选择白参，白参是人参用水煮过之后，再用糖泡，最后干燥而成，性偏寒，适合热性体质的人。

（2）没胃口。中国人过节离不开吃，除了早饭，一般午饭和晚饭都很丰盛，暴饮暴食，损伤脾胃，使脾胃运化失常，从而导致气血生化不足，表现为纳差，神疲，嗳气反酸，大便臭，矢气臭，以饮食

保和丸是消食导滞的著名方剂，里面就包括了前面说过的山楂、神曲，还加了其他一些药物组成。在中药消导剂中，保和丸属于平缓消导剂，临床上主要用于治疗食积停滞、脘腹痞满、呕吐泻泄等症，也可用于慢性胃炎、消化不良，以及婴幼儿因食积、乳积所致的腹泻、溢奶等症。

应对“春节病”

人参茶

人参 2克

枸杞 2克

制法：沸水冲泡，代茶饮。

停滞为主，在饮食调理上可以找一些酸、甜的食物来吃，如糖醋里脊、菠萝炒鸡。

（3）睡不着。过节的时候，人们往往很兴奋，而持续的兴奋则会导致失眠；夜晚属阴，当睡不睡，则阴津受损，而阴津受损反过来又会加重失眠，出现烦躁口干、舌红等情况；所以这种过完节以后的“睡不着”，多以阴虚阳亢为主，要滋阴、补阴！西洋参有补气养阴、清热除烦的功效，可以每次含服 4~6 片，不超过 5 克；另外，也可以泡茶，增加药效，代茶饮。如西洋参、麦冬、莲子心，各取适量，沸水冲泡，代茶饮。西洋参有益气养阴的作用，但总的来说偏凉，如果过量就会损伤人的正气，这就是所谓的西洋参综合征的由来，气虚者不宜使用西洋参，容易腹泻。

（4）睡不醒。都市白领平时休息少，放假了就开始补觉，结果越睡越困，因为久卧气机运行不畅，反而会造成相对气虚的表现，为什么是相对气虚呢？本身不缺，只是因为气机不畅，而显得气虚了；真正的气虚者活动后会更累，而这类患者活动后会舒服，针对这种情况，中成药可以用柴胡疏肝散。当然，这样的人最好的办法不是吃药，而是活动，因为一活动，人的阳气自然就会运行起来，就不用吃药。我们医院的国医大师邓铁涛，今年 98 岁，他特别推崇八段锦；针对过完节“睡不醒”的人，可以练练八段锦里的动作。

中篇
好脾胃是吃出来的

◎ 吃对食物养脾胃

◎ 妙用中药，食中加补

◎ 好习惯养出好脾胃

一、吃对食物养脾胃

冰糖葫芦，还是山楂的好

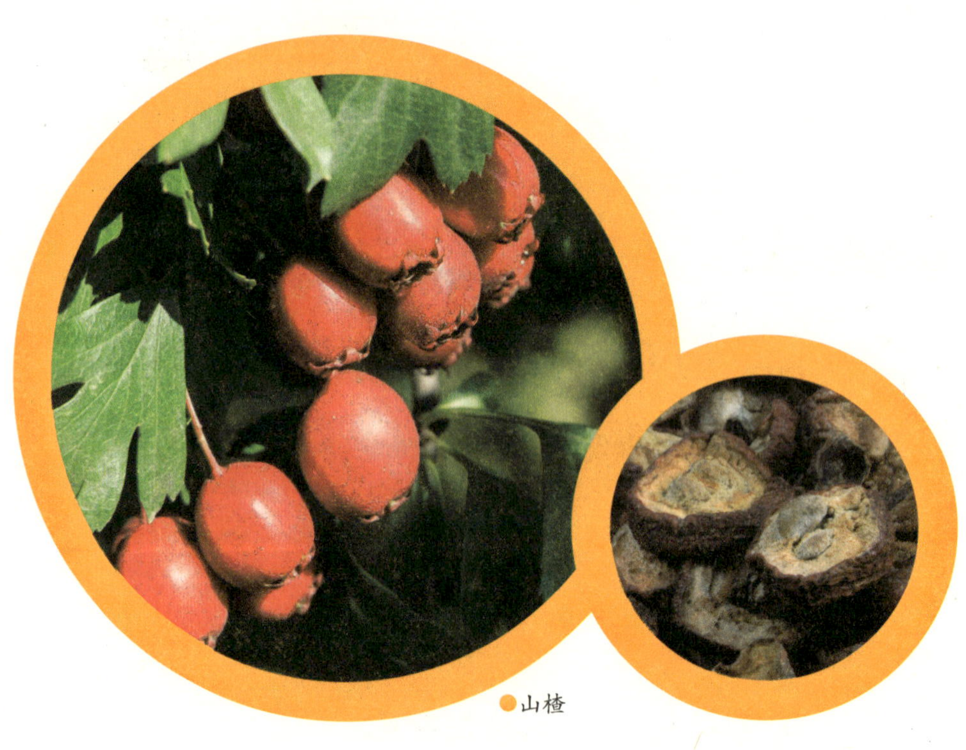

●山楂

传统的冰糖葫芦主要由山楂加糖稀制作成，山楂味酸甘而性微温。归脾、胃、肝经，有消食化积、破气散瘀等功效，自古为消食积之要药，尤善消腥膻油腻、肉食积滞。因此对于饮食停滞效果最好，这也是庙会上冰糖葫芦受欢迎的原因之一。

日常饮食中如果高蛋白、高营养以及肉类食品的摄入量较多，会有些肚子饱饱胀胀的感觉，在这时如果能够吃点酸酸甜甜的东西，就能使胀满不适的肚子松快一点。这时冰糖葫芦就是首选。

冰糖葫芦尤其受到小朋友的喜爱，而它的搭配实际上更适合小孩子食用。因为小孩子多“肝常有余，脾常不足”，因此我们经常会看到小孩子比较活跃、容易发脾气，但往往又出现比较瘦以及胃口不好等情况。冰糖葫芦中山楂味酸可以敛肝之有余，使肝气不至于太旺，小孩子就不会太过烦躁；白糖性平味甘，能够健脾和胃，补脾之不足，可使小孩子增加体重；而且小孩子尤其在春节假期相比大人来说更容易出现由于饮食不慎造成的消化不良的情况。

提示

山楂味酸，对于胃酸过多的人如消化性溃疡病、胃食管反流病以及胃痛明显的人都不宜服用；而且冰糖葫芦中糖分较高，糖尿病患者也不宜服用；小孩吃后要注意口腔清洁，以免损坏牙齿。

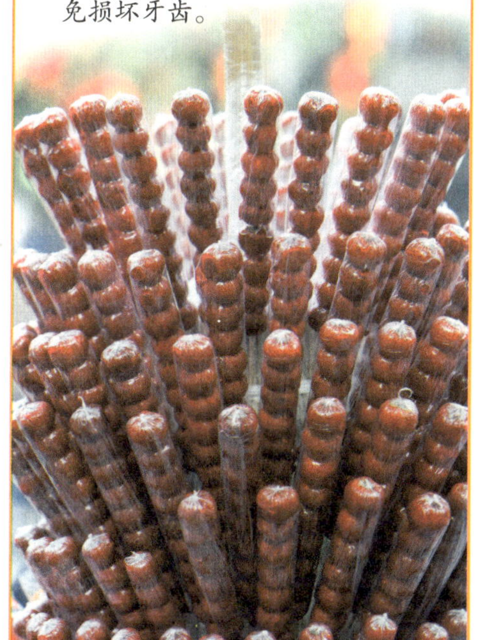

现在市场上热销的冰糖葫芦除了传统的山楂外，根据制作原料的不同还有山药、草莓、葡萄、橘子、圣女果、香蕉、蜜枣、腰果、绿豆沙、核桃、朱古力等不同种类。如果仅仅是偶尔吃吃，虽然不同原料的作用和性味各不相同，但同属于食品，对体质的影响有限，因此都可以尝试，也可以满足小孩子的好奇心。但如果从医食同源的角度来考虑，还是推荐传统的山楂冰糖葫芦为好。这是因为，吃冰糖葫芦多数在冬天，天气寒冷，而水果为主的冰糖葫芦大多偏凉，不适合在冬天食用；果仁类的冰糖葫芦虽然没有寒凉的问题，但果仁一般含油脂较多，本身在过年期间就容易出现饮食停滞，食用这类冰糖葫芦会加重消化不良的情况；淮山药等中药虽然有一定的保健作用，但消食积的效果比山楂弱。因此，要达到“吃了它治病又解馋，你就年轻二十年”的目的，还是传统的山楂为好。

大麦茶，功在消食导滞

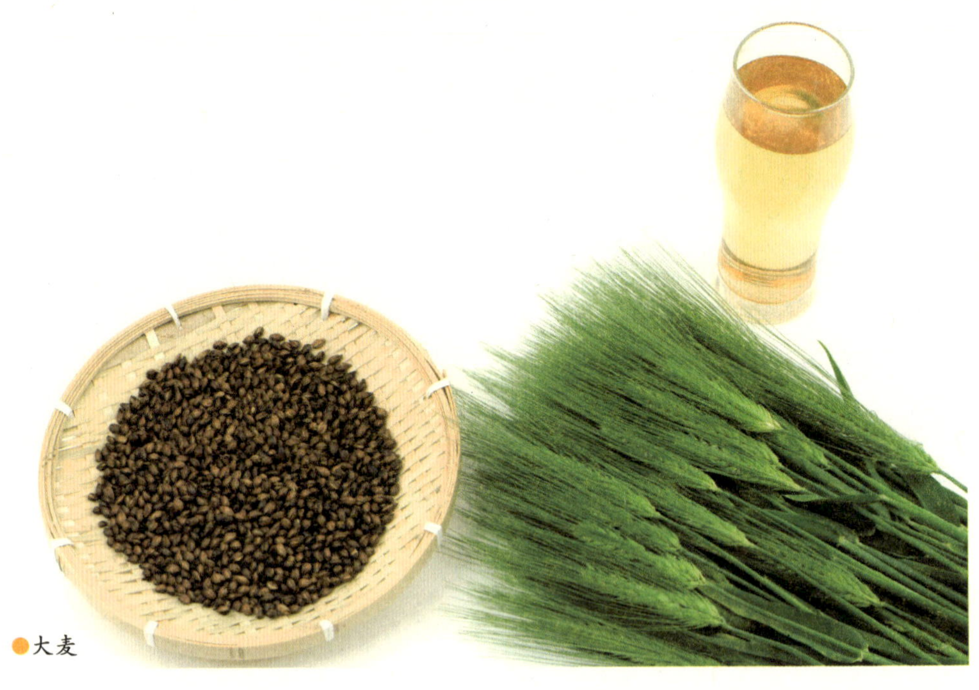
●大麦

朝鲜及我国东北地区的人有饮用大麦茶的习惯，去韩国料理店，首先品味的常常就是那充满浓浓麦香的大麦茶。大麦茶虽然也叫茶，但它跟我们一般认识中的茶叶是不同的，它是由大麦经过焙炒而成。

要说大麦茶，首先要说说大麦。大麦是禾本科植物大麦的果实，《本草纲目》认为其咸，温，微寒，无毒。主治食饱烦胀，烫火伤及小便不通等。一般大麦煎服则性偏寒，有除热止渴，利水的作用，所以在夏天如果烦热口渴可用大麦煮水后放凉后服用。而大麦焙炒后则性偏温，这也是为什么有些人饮用后会觉得口干上火的原因，所以同样一味中药炮制方法不同，疗效就会有很大的差异，大麦焙炒后最大的效果就是消食化滞，大麦茶是大麦经过焙炒之后制成的，所以大麦茶的主要作用也是消食导滞。在吃完很滞的食物之后，喝上一杯热热的大麦茶，会有一种说不出的舒服。至于说大麦茶有减肥，去腥膻，去油腻，助消化等作用，其实也都是消食导滞作用的具体体现。

由此可见，朝鲜及我国东北地区的人习惯饮用大麦茶，是由于他们的饮食一般以肉类为主，比较容易造成饮食停滞，喝大麦茶能够帮助消化。另外，长期要外出应酬，酒食无度的人，或平时消化不良，较肥胖的人，长期饮用应该对健康也是有一定帮助的。

大麦茶不含咖啡因，对于一些喝茶后容易失眠的人来说，它是一个很不错的选择。大麦茶含有 17 种微量元素，19 种以上氨基酸，同时富含多种维生素及不饱和脂肪酸、蛋白质和膳食纤维，对身体有一定的保健作用。

有人提出喝大麦茶会致癌，从机理上讲应该存在这种可能，因为制作大麦茶时，大麦必须经过高温烘烤，其中的氨基酸和糖会发生反应，产生丙烯酰胺，从而具有致癌的危险。但也不必太过担心，因为它所含有的丙烯酰胺量并不高，为 0.51 毫克 / 千克，而平时饮用的速溶咖啡中丙烯酰胺含量都有 0.36 毫克 / 千克，所以如果不是长期服用应该对人体没有什么影响，而且烘烤之后消食导滞的作用会更好。

大麦茶虽然有消食导滞的作用，对帮助脾胃的运化有一定的作用，但综观中药的医典，没有人提到本品有健脾的作用，也没有健胃或养胃阴的作用，在中医来看，健脾和消食是两回事，如果没有饮食停滞的人长期服用消食的药物，不单不能健运脾胃，反而会造成脾胃气虚，所以，对于身体虚弱的人，不宜长期服用大麦茶。

提示

将大麦茶作为茶饮，要明确以下几个原则：

1. 本品不属于补品，而且长期服用有一定的风险，所以作为普通人没有必要长期服用。
2. 本品的主要作用是消食导滞，因此建议在进食较多肉类、吃火锅或聚餐后服用，能够帮助消化。
3. 对于平时进食营养过剩造成肥胖、便秘、痤疮以及消化不良等表现者可以服用一段时间，但如果症状改善后则没有必要继续长期服用。

莲子，“有心”还是“无心”

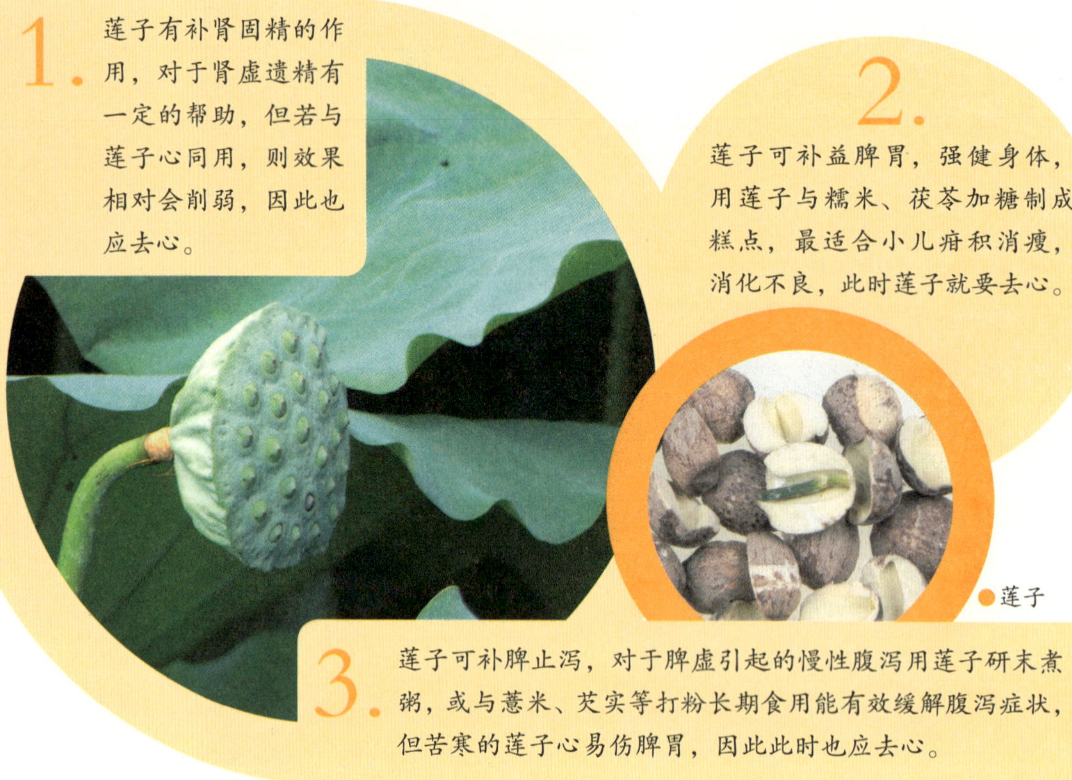

1. 莲子有补肾固精的作用，对于肾虚遗精有一定的帮助，但若与莲子心同用，则效果相对会削弱，因此也应去心。

2. 莲子可补益脾胃，强健身体，用莲子与糯米、茯苓加糖制成糕点，最适合小儿疳积消瘦，消化不良，此时莲子就要去心。

●莲子

3. 莲子可补脾止泻，对于脾虚引起的慢性腹泻用莲子研末煮粥，或与薏米、芡实等打粉长期食用能有效缓解腹泻症状，但苦寒的莲子心易伤脾胃，因此此时也应去心。

莲子是睡莲科水生草本植物莲的种子，自古以来都是公认的老少皆宜的鲜美滋补佳品。李时珍在《本草纲目》中写道：“莲之味甘，气温而性涩，清芳之气，得稼穑之味，乃脾之果也。”其吃法很多，可用来配菜、做羹、炖汤、制饯、做糕点等，也可以与其他药食搭配，如《本草纲目》中有“得茯苓、山药、白术、枸杞子良”的论述。我们在食用莲子时会遇到这样一个问题，在莲子中有一个很苦的“心”，即莲子心，食用莲子时是要一起食用好还是将其去除好呢？这就要先看看两者的作用了。

莲子和莲子心虽然同在一个莲实中，但两者的作用却有天壤之别。莲子味甘性平，干者偏温，入脾、肾、心经，能够滋补元气，补中养神，益肾涩精，可用于治疗腹泻、腰痛、腰酸、遗精、失眠等情况，是很好的滋补品；

而莲子心味苦性寒，入心、肾经，能够清心火，沟通心肾，可用于治疗心烦失眠、口渴喜饮、小便涩痛等情况；属于清热之品，没有补益的作用，如果脾虚的人常吃反而会出现腹泻的情况。由此可见并不能简单地将两者混为一谈。那么我们平时食用莲子时到底应该“有心”还是“无心”呢？这就要看具体的需要了。

莲子和莲子心都有安神的作用，都可用于失眠，但莲子多用于气血亏虚引起的失眠，而莲子心多用于心肝火盛引起的失眠。更年期综合征的妇女既有气血亏虚，又有心肝火盛，将莲子与莲子心同用可攻补兼施，效果更佳。比如很常用的莲子麦冬百合汤就多选用带心的莲子。

小孩子心肝火盛，经常容易烦躁，使用莲子心煮水可以达到清心除烦的功效，但小孩脾胃素虚，过用寒凉则恐伤及脾胃，若与莲子同用则可使脾胃健运，清而不伤。

夏天也经常有人喜欢煮莲子糖水或莲子羹，但气候炎热，对于一些阳盛的人也容易诱发上火的问题，这时与莲子心同用可使莲子补而不热，也可消消暑气。

莲子麦冬百合汤

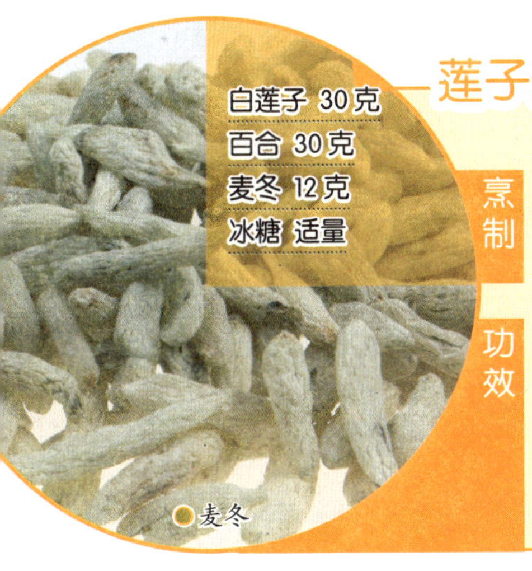
麦冬

白莲子 30克
百合 30克
麦冬 12克
冰糖 适量

烹制 将百合、麦冬入锅中，煎汁1碗，去渣。然后将百合、麦冬汁同莲子再入锅中，加冰糖适量煮汤，调入冰糖稍炖即成，饮汤。

功效 莲子，补中养神，益气延年。《本草拾遗》记载莲子可“清痰火，补虚损”。麦冬，性寒，味甘、微苦，能清养肺之阴，生津润燥。百合，清心安神，可治肺热咯血，心悸失眠。三者合用，可治一切虚热诸证如咯血、吐血、盗汗、心烦口干、低热等。

莲子山药茯苓糕

莲子 100克
山药 100克
茯苓 100克
调味料白糖 适量

烹制 将莲子、山药及茯苓烘干，研磨成极细粉末装入小皿内，加入白糖和水混匀成糊后入锅蒸熟。

功效 莲子健脾止泻，茯苓可治脾虚有湿所致之便溏泄泻，山药补益脾胃，此糕点适用于脾胃虚弱、泄泻及体倦。

山药

陈皮，行脾胃之气

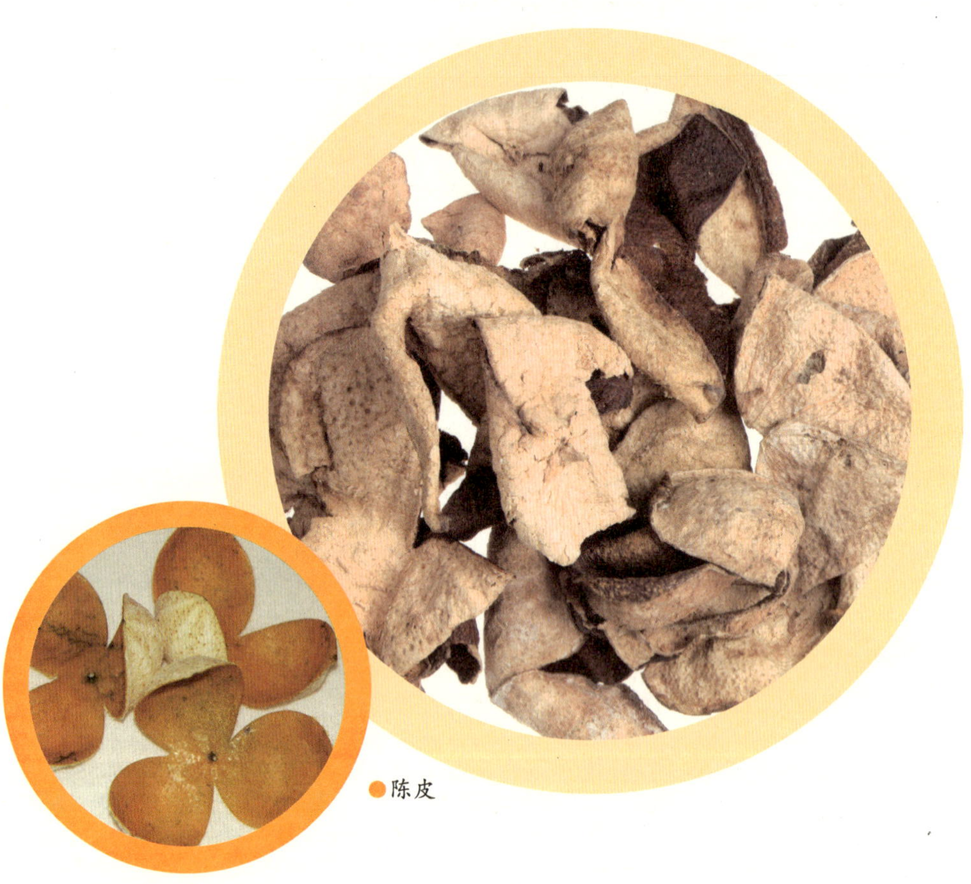
●陈皮

提示

《本草纲目》记载陈皮可“疗呕哕反胃嘈杂，时吐清水，痰痞咳疟，大便闭塞，妇人乳痈。入食料，解鱼腥毒”。陈皮性温，味辛、苦，入脾经、胃经、肺经。有理气健脾，燥湿化痰的功效，可治疗脾胃气滞之脘腹胀满或疼痛、消化不良；湿浊阻中之胸闷腹胀、纳呆便溏；痰湿壅肺之咳嗽气喘。

陈皮别名橘皮，是我们身边最常见的健脾良药，平常家庭主妇把它当作调料制作菜肴。

陈皮可行脾胃之气是由其性味决定的，其性温能养脾，味辛能醒脾，味苦能健脾。脾胃不好的人，若在饮食中常辅以陈皮，可健脾开胃，能促进脾胃的运化功能。

陈皮入药，以色红、陈久者为佳，但并不是越陈越好。优质的陈皮外表面呈橙红色或红棕色，有细皱纹及凹下的点状油室；内表面浅黄白色，粗糙，附黄白色或黄棕色筋络状维管束。好的陈皮质稍硬而脆，气香，味辛、苦，形状整齐，厚度均匀。

小米

绿豆

橘香绿豆粥

小米 50克
绿豆 100克
冰糖 30克
鲜橘皮 适量

烹制 先将小米和绿豆洗净，一起放入砂锅中，加清水1000毫升，先用猛火煮滚，改慢火煲1小时，煮至绿豆开花、米花尽碎，在停火前加入几片橘皮，再加入适量冰糖搅匀。

功效 清热消炎，化痰开胃。

姜橘椒鱼羹

生姜 30克
陈皮 10克
胡椒 3克
鲫鱼 250克

烹制 将鲫鱼去鳞，剖腹去内脏，洗净。生姜切片，与陈皮、胡椒同装入纱布袋内，扎紧袋口填入鱼腹中。在锅中加适量清水，放入鲫鱼，用小火煨熟即成。

功效 温胃散寒，特别适用于胃寒疼痛，虚弱无力，食欲不振，消化不良，蛔虫性腹痛等症。

鱼肉

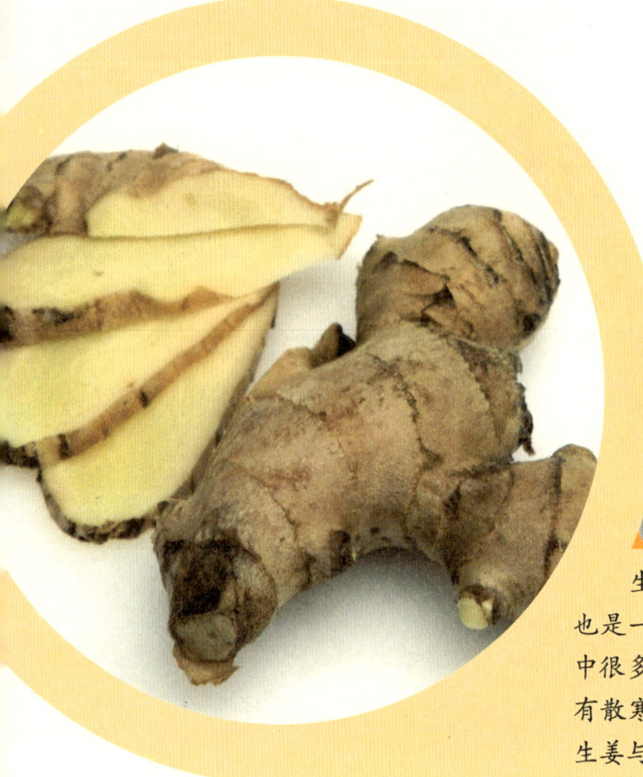

生姜，醒脾开胃

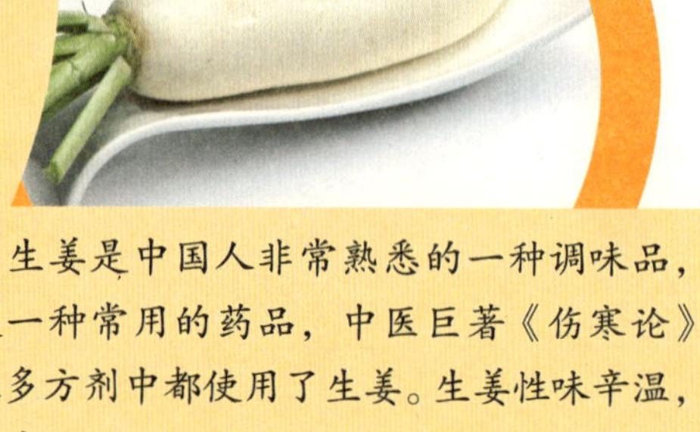

生姜是中国人非常熟悉的一种调味品，也是一种常用的药品，中医巨著《伤寒论》中很多方剂中都使用了生姜。生姜性味辛温，有散寒发汗、化痰止咳、和胃止呕等作用。生姜与脾胃的关系，还要从两句俗语讲起。

1. 上床萝卜下床姜

指人在睡前（上床）应该吃一些萝卜，而在晨起时（下床）应该吃一些姜，这是因为睡前人一整天吃了很多东西，如果消化不好，就会影响睡眠，吃些萝卜可以帮助消化，帮助睡眠；而起床后人要开始准备进食，但这时人的胃肠功能还没有恢复到一天的最佳状态，就像还没有睡醒一样，而生姜就起到叫醒胃肠的“闹钟”作用，所以中医认为其有“醒脾胃”的功能。其实，这种醒脾胃的功能不仅可以用于早上，对于寒湿困阻脾胃引起的食欲不振，身体困重，口淡不渴等情况，生姜也有很好的调理作用。

2. 冬吃萝卜夏吃姜

萝卜我们在前面的章节已经介绍过，为什么要在夏天吃姜呢？因为夏天我们经常会吃一些生冷的食物或水果如西瓜、冬瓜等，这些寒凉之物如果食用太过，就会损伤脾胃的阳气，而出现呕吐、腹泻等脾阳不振的情况，此时用生姜可以温中散寒，和胃降逆，止呕止泻。其实不仅是夏天，对于脾胃虚寒引起的呕吐腹泻，生姜都有很好的作用，最简单的方法可以用生姜煮水来缓解呕吐，包括妊娠呕吐等。

白茯苓健脾补中

茯苓性平，味甘、淡；入心、脾、肺、肾经；有利水渗湿，健脾和胃，宁心安神的功效。用于脾虚泄泻，白茯苓既能健脾，又能渗湿，对于脾虚运化失常所致泄泻、带下，有标本兼顾之效，白茯苓常与党参、白术、山药等配伍，又可用为补肺脾，治气虚之辅佐药。

茯苓用于痰饮咳嗽，痰湿入络，肩背酸痛，既能利水渗湿，又具健脾作用，对于脾虚不能运化水湿，停聚化生痰饮之症，具有很好的治疗作用。

茯苓性质平和，补而不峻，利而不猛，既可祛邪又可扶正。在日常生活中，常用来做粥、茶、糕点。

茯苓是一种寄生在松树根上的真菌，外皮黑褐色，看上去像一块脏兮兮的土疙瘩，其貌不扬，但却药效显著。据说慈禧太后就尤喜食用茯苓饼，认为其有“返老还童”的功效，食用后身体强健，连白发也变黑了。

茯苓饼

糯米粉 200 克
茯苓 200 克
白砂糖 100 克

烹制 将茯苓磨成细粉，加糯米粉、白糖和水适量，调成糊，以微火在平锅里摊烙成薄饼即可。可经常吃或佐食。

功效 健脾补中，宁心安神。适用于气虚体弱所致的心悸、气短、神衰、失眠以及浮肿、大便溏软等。

茯苓

核桃茯苓粥

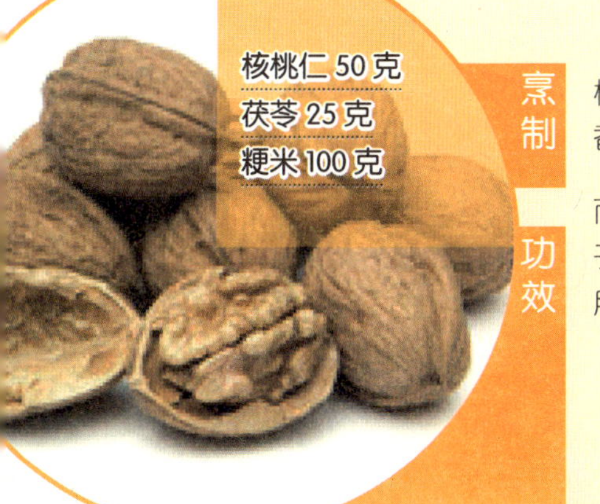

核桃仁 50 克
茯苓 25 克
粳米 100 克

烹制 核桃仁、茯苓研末，与粳米一同煮粥，可用食盐与香油调味，早晚各服一次。

功效 而“人参茯苓粥”则能大补元气、和胃健脾，适用于气血亏虚周身乏力的人及大肠癌患者的食疗。适用于心脾两虚所致的失眠、健忘、多梦等症。

一日吃三枣，终生不显老

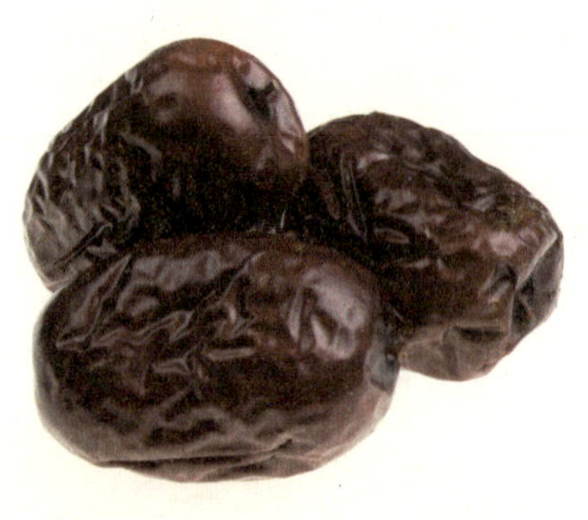

随着年龄的增大，人容易出现精力下降、食欲不振、体重减轻等情况。大枣中含有的维生素 E 具有抗氧化、抗衰老等作用；含有的环磷酸腺苷，是人体细胞能量代谢的必需成分，能够增强肌力、消除疲劳；因此大枣是一种药效缓和的强壮剂，对于脾胃虚弱引起的消瘦、乏力、食欲不振等有很好的调理作用；体弱多病，抵抗力差的人如果能够坚持服用大枣，可以起到强身健体之功。因此大枣对老年健身和延缓衰老有一定的作用。

1. 古人对大枣早有认识，在《神农本草经》中将大枣奉为上品，认为它“味甘，而肉浓色赤，得火之色，土之味，故能建立中焦，温养脾胃，为后天之本。万物生于土，土气充盈，诸经自皆受益矣”，而且“久服，轻身长年。皆补益后天之功”。所以有民间谚语说：“一日吃三枣，终生不显老。”

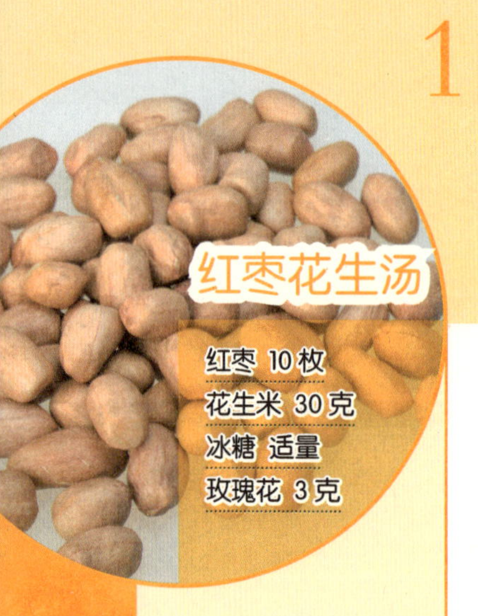

红枣花生汤

红枣 10 枚
花生米 30 克
冰糖 适量
玫瑰花 3 克

烹制 将红枣、花生米洗净，然后将所有材料一起煮汤，玫瑰花可后放。

功效 健脑护肝，养心安神，尤其适合食欲不振、心悸失眠之人食用。

红枣是我们常见的一种食品，既可以当水果生吃，也可以用于煲汤、煮粥、泡水熟食，更是一种常见的佐使药物。

为什么大枣有“轻身长年”的功效呢？这要从脾胃的功能说起。人的身体健康全赖一身之气血，气血充沛，则身体健康，气血衰败，则容易生病，而气血由脾胃所产生，中医有“脾胃为气血生化之源”的说法。大枣味甘、性温，归脾、胃经，首先就有补益脾胃的作用，所以对化生气血有一定的帮助；另外，大枣味甘入脾，可补脾气，与党参、黄芪等配合可健脾益气，缓解疲劳；大枣色红入心，

淮薏莲枣瘦肉汤

猪瘦肉 500 克
淮山 30 克
薏米 30 克
莲子 50 克
红枣 12 枚

烹制　猪瘦肉洗净后切成大块，先用开水烫煮后再用冷水漂洗干净；淮山、薏米、莲子、红枣分别用温水浸后淘洗干净；莲子摘去莲心，红枣剥去枣核。洗净煲后，放进 3000 毫升（约 12 碗）清水，再将煲置于炉上，待煲内水开后，将所有用料倒进煲内煲之，先用中火煲 90 分钟，再用小火煲 90 分钟即可。煲好后，取出药渣，放油、盐调味。

功效　益气固表，补气补血，养脾补胃。勿与乌梅、荞麦同时食用。

2. 食疗方法：

一般新鲜的大枣多以食用为主，而干枣中比较大的可以作为食物食用，比较小而质地紧密的则以煲汤或煮粥为主，每次 3~5 枚即可。

可养血安神，产后或经后血虚脸色不好的女性可以用红枣煲糖水以生血养颜，使脸色变得红润，更年期血虚睡眠不好的女性可以用大枣桂圆煮水睡前服用，能够安神助睡眠，早在西汉时期的《金匮要略》一书中就提到可用大枣、甘草、小麦三种药物组成的“甘麦大枣汤”进行治疗失眠，现代研究也发现大枣中的黄酮双葡萄糖苷 A 有镇静、催眠作用，可用于轻度失眠的辅助治疗。

八宝莲枣粥

材料
大枣 30 克
莲子、白果
栗子、橘饼
龙眼肉、百合
葡萄干各 15 克
粳米 60 克

白果

烹制　将以上材料洗净，加清水 1500 毫升煮至粥成即可。

功效　益气补血，养心安神，病后体弱和失眠的人最适用。

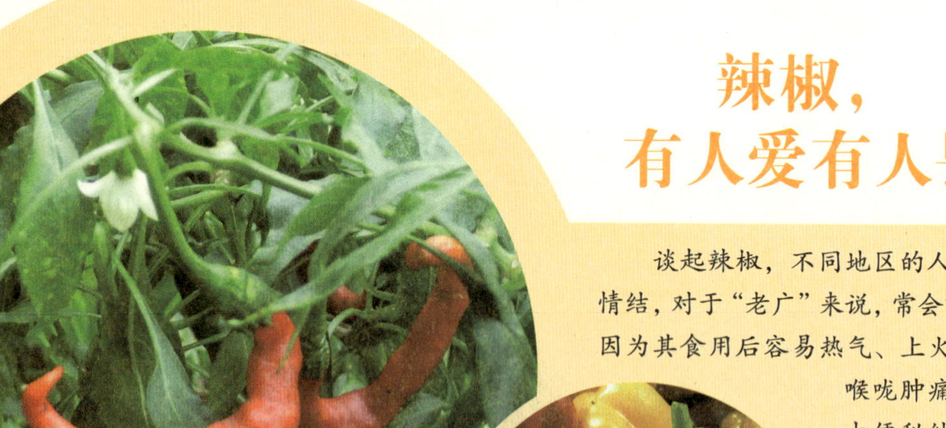

辣椒，有人爱有人畏

谈起辣椒，不同地区的人有不同的情结，对于“老广”来说，常会望而生畏，因为其食用后容易热气、上火，吃完后喉咙肿痛者有之，大便秘结者有之，严重的甚至有痔疮出血的情况。但对于湖南人、四川人、江西人、贵州人，甚至并称两广的广西人来说，却是无辣不欢。

其实，辣椒确实是个好东西，功效也很多。中医认为，辣椒味辛、性热，入心、脾二经，有温中、散寒、开胃、消食之功效，可治寒滞腹痛、呕吐、泻痢等。姚可成在《食物本草》中论及本品有消宿食，解结气，开胃口，辟邪恶，杀腥气诸毒等功效。

辣椒虽好，却不是任何人都可食用，那到底什么人是不适合食用辣椒的呢，《药性考》中说：“多食眩旋，动火故也。久食发痔，令人齿痛咽肿。”可见有痔疮的人、容易出现牙龈肿痛的人是不宜服用的。另外，辣椒有辛散的作用，可以促进血液循环，对冻疮是有作用的，但岭南地区很少有冻疮，各种疮疡肿痛一般以湿热为主，因此服用后反而会使红肿热痛感加重，有些人称辣椒为发物，道理就在于此，因此有疮疡或关节红肿热痛者也不宜服用辣椒。

提示

食用辣椒后会出一身汗，因此有人认为辣椒可以治疗感冒，其实在文献中并没有服用辣椒来治疗感冒的报道，而且岭南地区的感冒一般以风热为多，虽然服用辣椒出汗后发热可暂时好转，但咽喉肿痛、口干鼻热等情况反而会加重，因此食用辣椒来治疗感冒是不合适的。最后，因为小儿肝常有余，肝火易盛，因此不适合常吃辣椒；辛可散气动血，因此孕妇也不宜常吃辣椒。

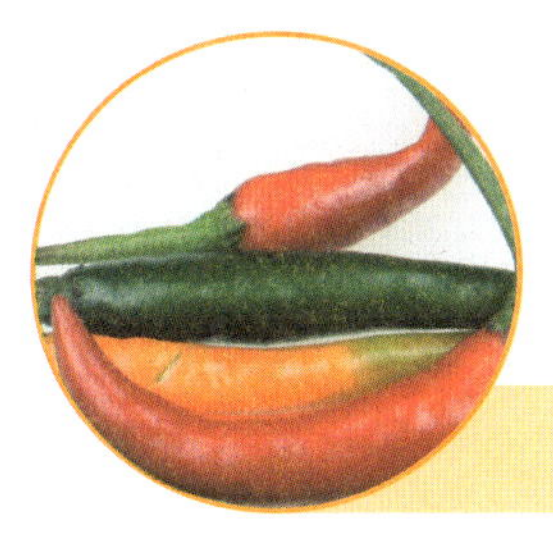

辣椒的第一大功效是温中散寒

对于脾胃虚寒引起的胃痛、胃胀及消化不良的情况有很好的调理作用。现代研究也发现，辣椒能刺激人体前列腺素E2的释放，有利于促进胃黏膜的再生，维持胃肠细胞功能，防治胃溃疡。因此普遍喜食辣椒的省区，胃溃疡的发病率远低于其他省区。那是否所有胃溃疡的病人都适合吃辣椒呢？不是，辣椒只适合于虚寒证的患者，这类患者一般表现为溃疡反复发作，即使一时治愈到冬天又会复发，平时比较怕冷，到了天冷的时候会出现四肢冰冷，穿的衣服比别人多，不喜欢喝水或喜欢喝热水，进食热的食物比较舒服，多数口淡，容易出现腹泻的情况，舌多淡，脉象无力。如果是急性胃溃疡或平时表现为容易热气、口渴喜冷饮、大便多容易便秘、口气较重、舌红、脉象有力等胃热盛的人则不宜食用，否则会造成胃出血等并发症；另外，经常吸烟、喝酒的人由于体内有湿热停留，也不适合食用辣椒。

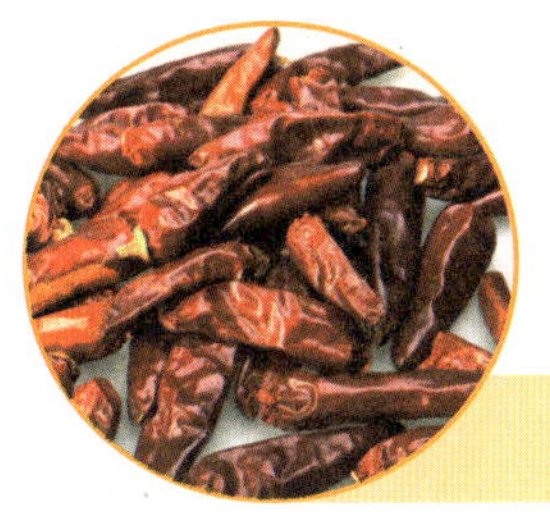

辣椒的第二大功效是解结气

所谓结气是指体内气机运行不畅的一种状态，比如心情不佳就属于结气的一种。大家可能会有这样的感觉，心情不好的时候会有精神不振、胃口不好的表现，这时如果进食一些辣味的食物，比如麻辣火锅，就会觉得胃口大开，全身汗出，从而精神一振，这是因为辛味有舒散的作用。现代研究也发现，辣椒能够促进大脑分泌内啡肽，而内啡呔会使人感到轻松和兴奋。现代人生活压力大，经常处于一种紧张和忧郁的状态，这种状态在中医认为是“肝气郁结”，如果肝气郁结得久了，就容易气滞血瘀，积块内生，所以像各种肿瘤、乳腺增生、子宫肌瘤等疾病都与肝气不舒有一定的关系，而辣椒可以解气结，食用辣椒后产生的内啡呔能够缓解这种紧张和忧郁的状态，因此也有报道辣椒可以预防肿瘤。但应该注意的是，引起肿瘤的原因很多，气结只是原因之一，不能以偏概全，而且，有些人精神紧张后会出现容易发脾气、容易激动、经常骂人、夜晚睡眠较差、经常口干、容易生口疮等肝郁化火的表现，这样的人就不能吃辣椒了。

降脂润肠胃，常食黑芝麻

芝麻有“维生素E宝库”之称，维生素E是脂溶性抗氧化剂，能改善血液循环，增强细胞活力，推迟细胞衰老，使人精力充沛、耐力持久，所含卵磷脂也有抗衰老的功效。芝麻含有多种不饱和脂肪酸，可降低胆固醇，能有效地防治老年人动脉硬化和心血管疾患等。芝麻还有降低血糖及较好的护发、乌发作用。

1\.

芝麻能降脂润肠胃，是很好的保健食材。

2\.

黑芝麻含脂肪多，较为滋腻，故泄泻或便溏者不宜多食；黑芝麻炒熟性热，易引起牙疼及胃热加重，故火热炽盛者忌用；黑芝麻蒸熟食用，不寒不燥，最适宜。

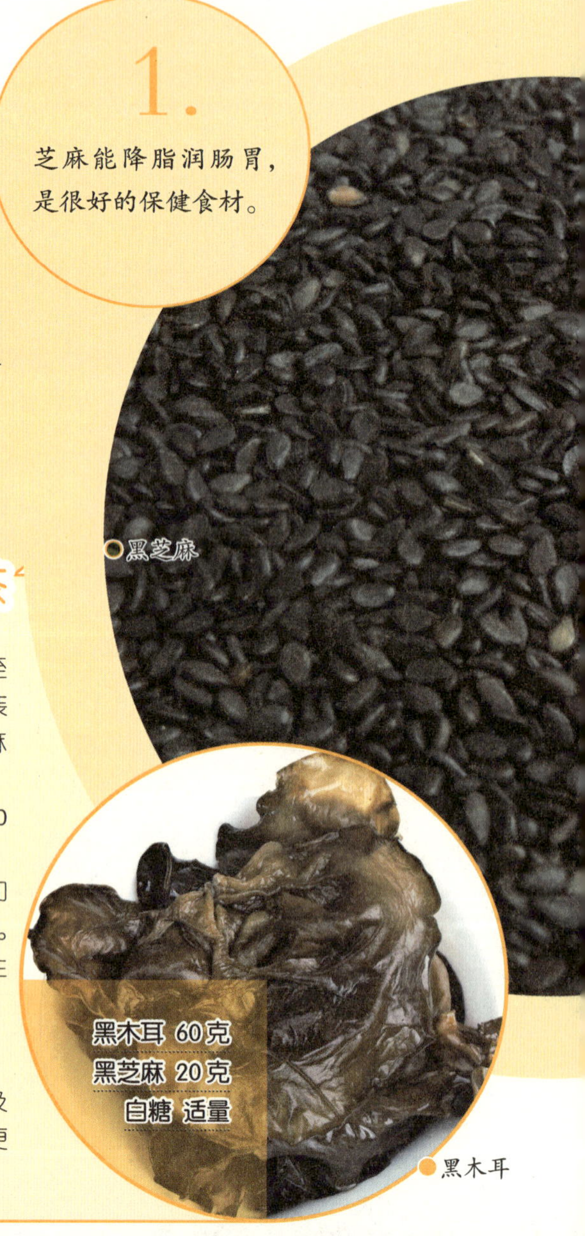

黑芝麻

黑木耳

木耳芝麻茶

黑木耳 60克
黑芝麻 20克
白糖 适量

烹制 将黑木耳30克下热锅中，翻炒至黑木耳由灰转黑略带焦味时，装碗待用。锅重置火上，下黑芝麻略炒出香味，加清水1500毫升，同时下入生、熟黑木耳，烧沸30分钟起锅，用洁净细纱布过滤，将滤液装在器皿内，调入白糖即成。每次饮用100毫升，每天2次。也可将炒后的木耳、黑芝麻同生木耳一起和匀贮存，每次取5克，冲入沸水泡茶饮服。

功效 对痔疮便血、习惯性便秘者以及老年人，有凉血止血、润肠通便的作用。

黑芝麻仔鸡煲

烹制 将仔鸡洗净，放入汤锅内，置于旺火烧沸，打去浮沫；黑枣洗净，去核；黑豆淘洗干净；黑芝麻洗净。将黑芝麻、黑豆、黑枣、仔鸡、料酒、葱、姜同入煲内，加入鸡汤，置于武火上烧沸，再以文火煲1小时，加入盐、味精、胡椒粉即成。午晚餐交替食用。

功效 适合肝肾精血不足所致的眩晕、腰膝酸软、须发早白、肠燥便秘者佐餐。有补益肝肾、养血益精、补中益气的作用。

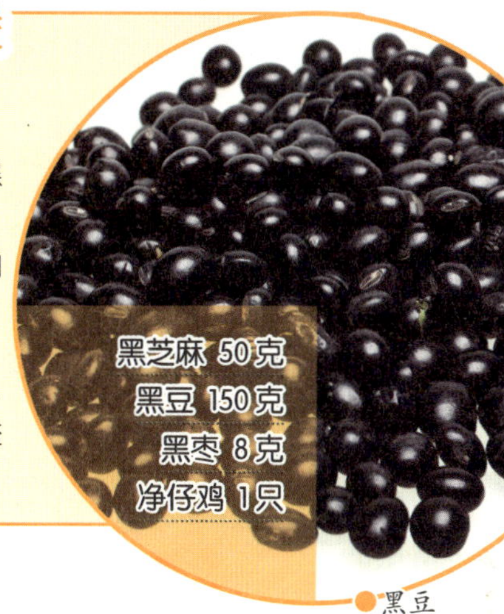
黑芝麻 50克
黑豆 150克
黑枣 8克
净仔鸡 1只

黑豆

黑芝麻粥

黑芝麻 30克
粳米（大米）30克
白糖 适量

大米

烹制 将黑芝麻炒干，出香味；粳米淘洗干净，放入锅内，加水煮粥，待米将熟时，放入黑芝麻、白糖即成。

功效 适合高脂血症、习惯性便秘者佐餐。有防止动脉硬化、润肠通便、抗衰老的作用。

黑芝麻山药羹

烹制 将黑芝麻拣去杂质，洗净，炒香，研成细粉；山药洗净，切片，烘干，打成细粉，再将黑芝麻、山药粉混合均匀。在锅内加水300毫升，置于武火烧沸，将黑芝麻、山药粉徐徐放入锅内同时加入白糖，不断搅匀，煮3~5分钟即成。每天适量，当点心食用。

功效 适合腰膝酸软、头晕耳鸣、目涩口干、手足心热、失眠、盗汗者佐餐。有补益肝肾、补脾养肺、固肾益精的作用。

黑芝麻 50克
山药 50克
白糖 15克

山药

以形补形吃猪肚

“以形补形”是一种使用动物的五脏六腑来治疗人体相应器官疾病的方法，虽然从原理上无法解释，但在临床上还是有一定作用的，比如调理脾胃疾病的猪肚。

猪肚（猪胃）味甘、性温，有补益脾胃的作用。比较适合脾胃虚弱导致的胃痛以及泄泻等证，也有用于胃下垂和消化性溃疡的报道。下面推荐几种猪肚对人体有益的食用方法：

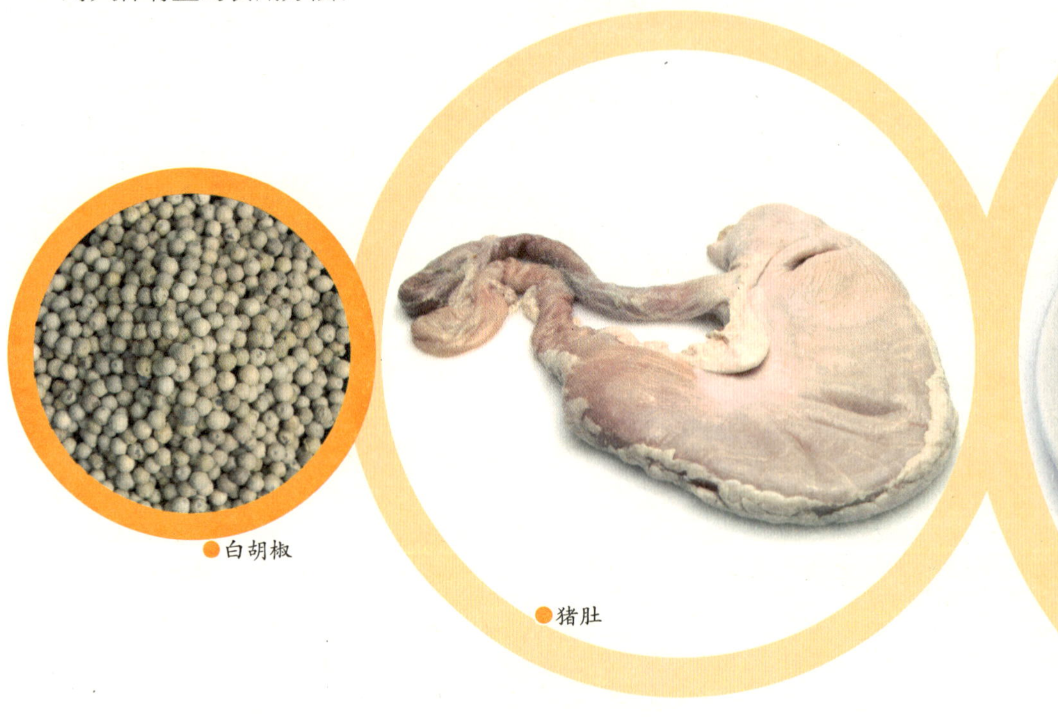

白胡椒

猪肚

提示

除猪肚外，其他动物的胃也有类似的作用，如牛肚（牛百叶）味甘、性温，有益脾胃、补五脏的作用，可用于病后气虚、脾胃虚弱。羊肚（羊胃）味甘、性温，有补虚弱、益脾胃的作用，可用于形体瘦弱、脾胃虚寒等。

胡椒煲猪肚

猪肚 1只
白胡椒 味精
盐 白芝麻
酱油 各适量

烹制 先将猪肚切去肥油，用少许细盐擦洗一遍，并腌片刻，再用清水冲洗干净，放入热水锅内焯过。将白胡椒放入猪肚内，用线缝合，与蜜枣一齐放入砂煲内，加清水适量，武火煮沸后，改用文火煲2小时，调味食肉饮汤。

功效 本菜用猪肚来补益脾胃，用胡椒来温胃散寒，常用于脾胃虚寒引起的胃脘冷痛、得温则舒、腹泻呕吐、饮食减少、四肢不温、形寒怕冷等症状。

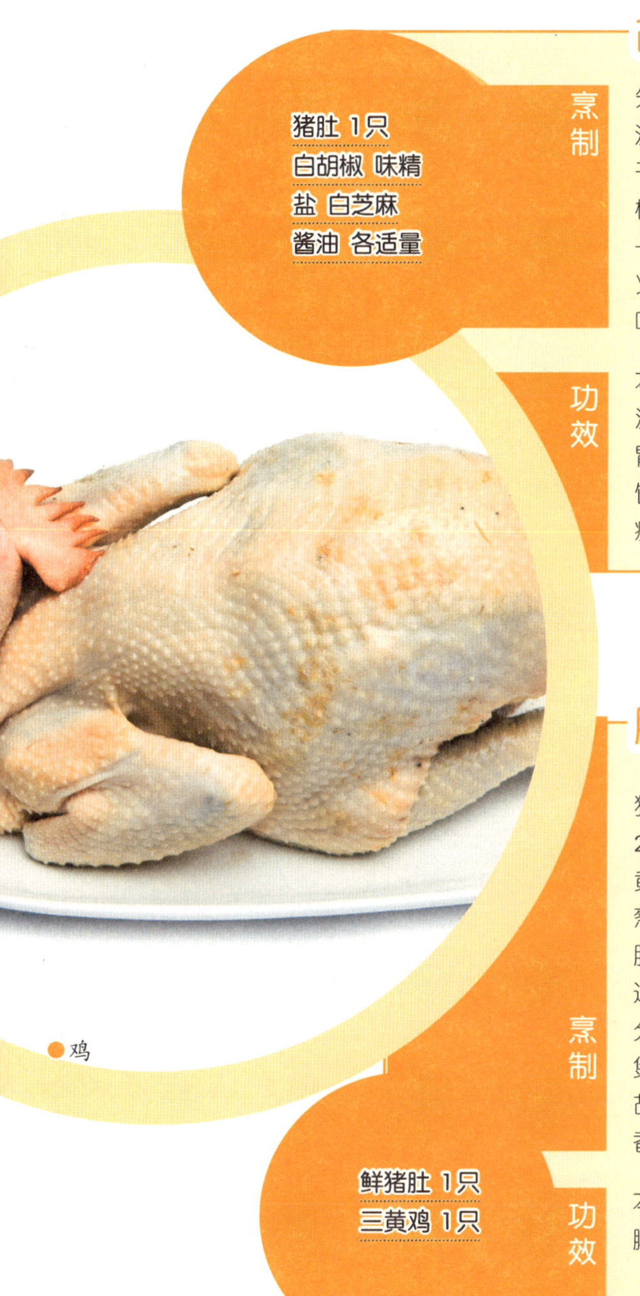

●鸡

肚包鸡

鲜猪肚 1只
三黄鸡 1只

烹制 猪肚加入少许盐，干面、白醋手抓20分钟左右，洗净，去除异味。三黄鸡去内脏洗干净，加入少许绍酒、葱、姜腌制10分钟。将洗净的猪肚翻过来抹上少许盐，再将整鸡装进猪肚内，再放入冰块中，冰镇30分钟。将药膳及肚包鸡放入砂锅内煲35分钟左右熟透，加入盐、味精胡椒即可。取原汤加入葱花、姜末、香油即可。

功效 本菜营养丰富，味道鲜美，最适合脾胃虚弱、身体偏瘦的人食用。

培补中土用栗子

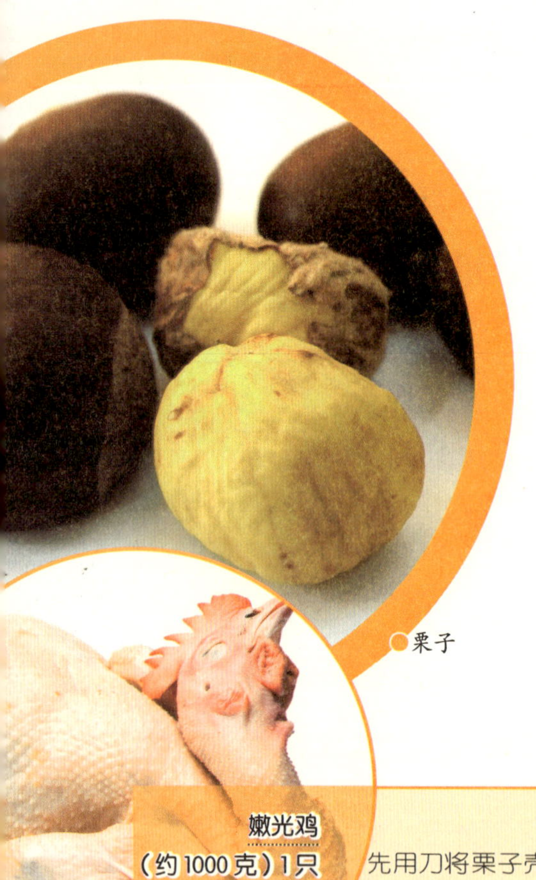
栗子

栗子属于坚果类，所含的淀粉很高，能够提供能量，所以古人认为其可“令人忍饥据”，通俗来说就是可以代替饭食，抵挡饥饿，所以它可以作为餐间小吃或者有事耽误不能正常饮食时的替代餐。另外，由于它能够提供很高的能量，对于体质偏瘦，希望增肥的人来说也是一种不错的佐餐小吃。

栗子性温，有温补脾胃的作用，因此，特别适合于脾胃虚弱，运化不良的情况，比如脾虚引起的腹泻就可以服用栗子来缓解。当然，最常用的食用栗子的方式是栗子焖鸡。

栗子焖鸡

嫩光鸡（约1000克）1只
栗子250克

烹制

先用刀将栗子壳纵向斩开，放在冷水锅中煮沸，捞出，趁热剥壳，去衣膜，洗净。另将鸡洗净，斩成四五厘米见方的块。烧热锅，加少量油，下葱段、姜片煸出香味后，放鸡块煸炒，以去除鸡腥味，使之外皮紧缩变色，烹黄酒，加酱油、白糖、高汤（2勺），烧沸后加盖，转用小火焖酥，把熟栗子放入，再转用大火稠浓卤汁。把熟鸡块皮朝下，肉质丰满的朝下，排列在扣碗碗底，再将栗子肉放在鸡上面，一起上笼蒸30分钟，使酥香。出笼，滗出原汁。把鸡碗翻扣于盘中，再将原汁放入锅内烧稠浓后，浇在鸡面上，淋上麻油增香。

功效

甜中带咸，汤汁浓厚，栗香诱人，可以增强食欲，增加营养，适合秋冬进补。

提示

“糖炒栗子”是常见的街头小吃之一，各色各样的干果店都有“栗子”存在，可见大家是非常喜欢这种食品的。其实，这种食品对脾胃也有一定的帮助，栗子味甘、性温，归脾、胃、肾经，有补脾健胃、补肾强筋之功，适合于脾虚食少、反胃、泄泻等症。

蜂蜜，滋养五脏的完美食品

蜂蜜味甘，性平，其中60% ~ 80%是人体容易吸收的葡萄糖和果糖，可作为营养滋补品食用，也可药用，还可以用来加工蜜饯食品，也可以替代食糖作调味品。特别适合妇、幼和老人作保健品食用。但要注意，未满一岁的婴儿不宜吃蜂蜜，因为蜂蜜在酿造、运输与储存过程中，易受到肉毒杆菌的污染。

提示

蜂蜜是由蜜蜂采集植物蜜腺分泌的汁液经充分酿造而成。蜂蜜被誉为“大自然中最完美的营养食品”，古希腊人把蜜看作是“天赐的礼物”。蜂蜜既是良药，又是上等饮料，可延年益寿。

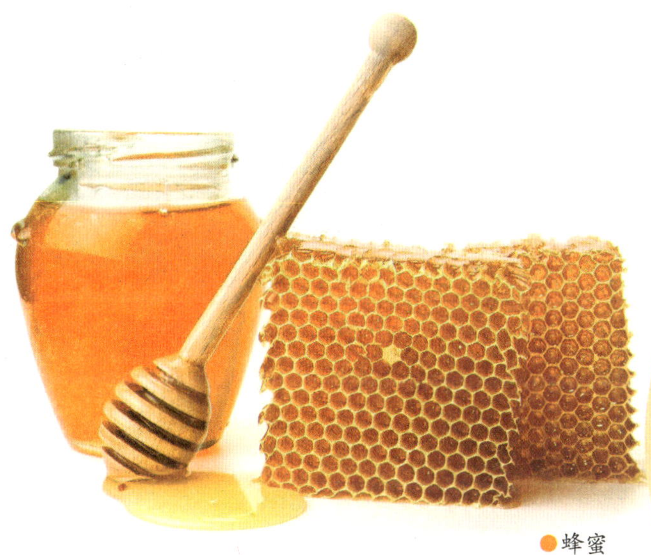

●蜂蜜

1. 蜂蜜的食法很多，可以用温水调服，可以蘸面条等食用，还可以与其他食材搭配，制作各种美食。要注意的是：蜂蜜与生葱、莴苣同食，易引起腹泻。泄泻与脘腹胀满而苔厚腻时忌用。

2. 蜂蜜是一种天然食品，据分析，蜂蜜含有与人体血清浓度相近的多种无机盐和维生素、铁、钙、铜、锰、钾、磷等多种有机酸和有益人体健康的微量元素，以及果糖、葡萄糖、淀粉酶、氧化酶、还原酶等，具有滋养、润燥、解毒、美白养颜、润肠通便之功效，对少年儿童咳嗽治疗效果很好。因为蜂蜜能滋养五脏，对治疗脾胃气虚所致的食欲不振、纳少、消化不良、胃脘隐痛、萎缩性胃炎和胃及十二指肠溃疡有很好的效果。

蜂蜜萝卜

白萝卜一个
蜂蜜适量

烹制 白萝卜洗净，切丁，放入沸水中煮沸捞出，控干水分，晾晒半日，然后放锅中加蜂蜜150克，用小火煮沸调匀，晾冷后服食。

功效 适用于消化不良、反胃。

保护胃黏膜，可食猴头菇

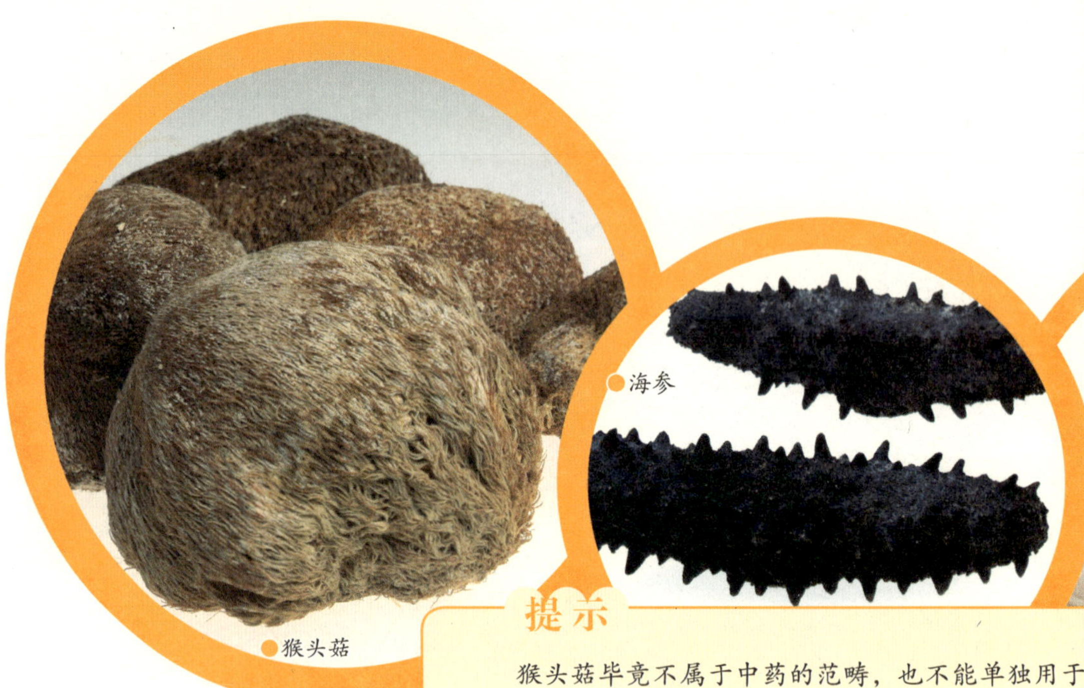
海参

猴头菇

提示

猴头菇毕竟不属于中药的范畴，也不能单独用于病的治疗，作为食品，确实对胃病有一定的帮助，但为治疗胃病，还是要明确病因，规范治疗，再加上猴菇进行辅助调理，则效果更好。

猴头菇是一种菌类，属于山珍之一，也有不少人拿它来治疗胃病，这是否有根据呢？现代研究发现，猴头菇有增进食欲，增强胃黏膜屏障功能，对因精神紧张，饮食不调引发的胃肠不适症状有良好的调养保健功效。对慢性胃炎、胃及十二指肠溃疡等症有良好的辅助治疗效果，尤其适用于防治胃病复发，缓解因胃炎引起的腹部疼痛，可见其确实对胃病有一定的疗效。

中医认为，猴头菇性平味甘，有补脾益气，助消化之功，可用于脾胃虚弱，饮食减少，消化不良，或体倦乏力等情况。而且猴头菇能够提升白细胞，提高人体对疾病的免疫能力，可以达到类似于中医所讲的培补正气的作用，所以对于抵抗力较低的人群也有一定的辅助作用。

猴头菇炖海参

猴头菇 200 克
海参 50 克
料酒 姜片
葱末 白糖
胡椒粉 淀粉各适量

烹制 将猴头菇去杂后洗净，切成 5 厘米长、1 厘米宽的片；海参用温开水泡发，去杂，洗净，入沸水锅汆后捞出，放入砂锅内，加水适量，倒入猴头菇片，加料酒、姜片、葱末、精盐、胡椒粉、白糖煨炖 1 小时，再加味精及淀粉适量，调匀后煮沸即成。

功效 补肾养胃，滋阴壮阳，补血润燥。

猴头菇清炖排骨

鲜猴头菇 250 克
猪排骨 200 克
香菇 3 个
精盐 酱油各适量

烹制 将鲜猴头菇浸泡去苦味；香菇泡发后切片；猪排骨洗净后切成小块。将猴头菇、香菇片、猪排骨一起放入锅中，加水适量，用旺火煮半小时，加入精盐、酱油即可。

功效 助消化，健体。

猪肚

肚片炒猴头菇

干猴头菇 30 克
熟猪肚 260 克
韭菜 80 克
植物油 香油
精盐 味精
白糖 胡椒粉
料酒 各适量

烹制 将干猴头菇用温水泡发，洗净，顺刺切片，入沸水锅汆去苦味，捞出控干水；熟猪肚切成片。炒锅上旺火加植物油烧热，下熟猪肚片、猴头菇片煸炒，加料酒、精盐、白糖、味精、韭菜，淋上香油，炒匀后装盘，撒上胡椒粉即可。

功效 助消化，补虚损，健脾胃。

粗粮的好处是吃出来的

精细食物吃得多了，人们又开始怀念起粗粮来。从饮食均衡的角度来说，粗细搭配是符合饮食原则的，像荞麦、大豆、玉米、紫米、燕麦、红薯等粗粮，一能消灭胆固醇，二能降低患心血管疾病、糖尿病和癌症的风险，三能促进消化功能，缓解便秘和平衡肠道菌群，可见，适当吃点粗粮，对健康是有好处的，但统计显示，目前都市人吃粗粮只达到标准的 20% 左右。

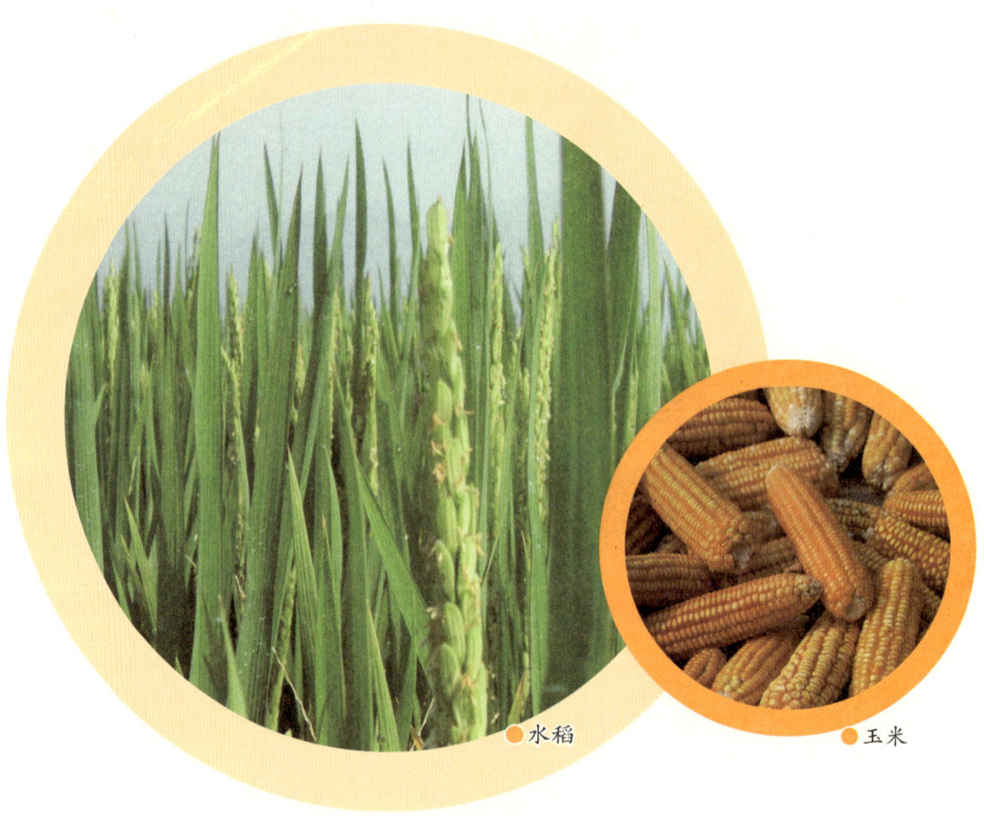
水稻 玉米

有一种很流行的吃粗粮的方法是吃十谷粥，十谷粥的搭配方法比较多，比较经典的搭配方法是糙米、小米、小麦、荞麦、燕麦片、黑糯米、薏米、白米、芡实及莲子，也有加入红高粱米、玉米、山药、黄豆、绿豆、红枣、小红豆和枸杞子等配料者。

从配料看，十谷粥中含有很多的纤维组织，对于便秘病人来说，可以促进肠道运动,促进肠道有益菌增殖，是一种纯天然的通便剂；而且膳食纤维还能与胆汁中胆固醇结合，促进胆固醇的排出，从而帮助高脂血症患者降低血脂。由于粗粮较难消化，因此进食后有饱腹感，且真正被吸收的碳水化合物比较少，这一特点对于糖尿病和肥胖病人来说非常有用。还有就是，谷米粗粮与精米相比，含有更多的维生素 B_1，能够改善消化功能，对神经功能也有一定的保护作用。

粗粮有这么多的好处，但对于胃病患者，吃粗粮却要谨慎，若是胃内糜烂较明显或在消化性溃疡的发作期，还是不吃为好，否则会加重胃内的损伤。在这些配料中，小米、玉米等会在消化过程中产生酸性物质，对于有胃痛的人来说，食用后会出现吐酸、胃中发酸或胃中发热感，严重者还会出现胃痛加重的情况；而糙米、燕麦、高粱米等由于含有较多纤维组织，质地较硬，对于胃内有糜烂、溃疡的患者可能会加重病情；而像糯玉米、豆类等，进食后会产生气体，从而加重消化不良的症状。

这并不意味着胃病患者就不能碰粗粮了，根据自己的病情，稍微改变一下做法，胃病患者也能对胃口。如一般的浅表性胃炎，胃内没有明显的糜烂和溃疡，是可以吃十谷粥的，如果觉得有反酸，可以把小米去掉（小米容易引起胃酸增加）。但如果是胃内糜烂较明显或在消化性溃疡的发作期，还是不吃为好。如果嫌粗粮太硬，刺激胃黏膜，则可以适当减少糙米、燕麦、高粱的量。另外，还可以采取粗粮细做的方法，使用豆浆机将十谷打成浆，这样就可以在保持维生素的情况下，避免对胃的刺激，但这样通便及减肥的效果可能会略差一些。

提示

吃粗粮要记住一个原则：除了作为辅助治疗用之外，比如辅助治疗糖尿病，主张多吃，甚至可以用杂粮取代常规饮食。在饮食上，粗粮都应该放在辅食的位置上，不必每餐都吃。如想通过它来调整大便或是减肥，每天 1 次就可以了。大便及体重正常后，一周吃 2~3 次就行了。

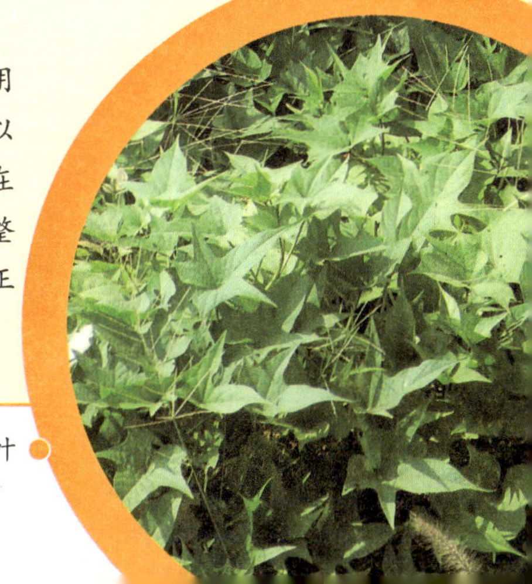

番薯叶

喝粥易消化，但勿以粥代饭

在不同的地方，粥有不同的烹调特色。在北方，粥的口味以甜的居多，多用五谷杂粮煮制，如小米粥、绿豆粥、八宝粥等，而且煮制时间比较短，水和米是分开的，吃起来比较爽口。在南方，粥的种类就更丰富了，以咸鲜出名，常用小火慢慢熬制，使水与米难分彼此，浑然一体，米和材料的香味各自发散开来，吃起来绵软细腻且胶性大。

南方粥有两个代表：潮州粥和广州粥。它们本身又各具特色。潮州海鲜粥是以砂锅或生锅旺火煮熟，煮的时间短，米粒成形，稠而黏，口感香浓、鲜甜。广州粥多数属于生滚粥，即是将做好的白粥底，加上各种配料，然后用明火煮滚，这样制作而成的粥既有粥的香味，又保持了配料的原汁原味。广州生滚粥的关键之处是粥底，粥底最讲究的是米和火候。广州粥营养丰富、味道鲜美，有清淡的明火白粥、腐皮白果粥、去火的皮蛋瘦肉粥、竹蔗粥，最具代表性的是艇仔粥、及第粥等。

1\. 粥是一种用稻米、小米或玉米等粮食煮成的稠糊的食物，易消化，尤其适合老人、小孩、病人、脾胃虚弱的人食用。

2\. 不同的食材制作的粥有不同的功效，平时煮粥可以根据自己的身体情况进行适当的搭配，这样既能吃出美味也保健康。

燕麦粥

烹制 燕麦50克同适量水煮成粥。可供早晚餐食用。

功效 燕麦又叫裸燕麦，性味甘平，是一种高蛋白食品，其补虚健脾营养价值很高。常食此粥，对保持皮肤弹性和抑制老年斑形成有显著效果。

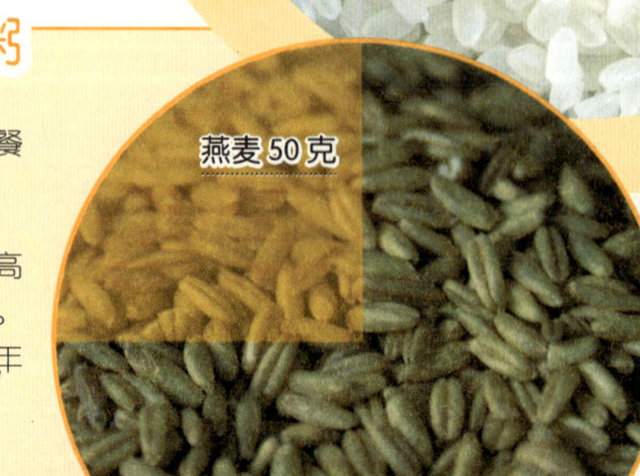

在岭南地区，粥、汤水比较盛行，它们在调理身体方面的作用是类似的，很多煲汤的方法都可以用来煮粥。但粥可以代饭，而汤不行。另外，粥对于味道的要求更高一些。

喝粥有好处与坏处：好处是绵软，不用咀嚼，可直接吸收，消化吸收率高。坏处是长期喝粥会使消化道运动能力退化，血糖升高快，容易出现反酸的情况。因此，不能长期以粥代饭，饮食宜丰富。

脊肉粥

脊肉

脊肉 50克
粳米 50克

烹制 取脊肉洗净切小块，用少许油炒后与粳米、适量水同煮成粥，加食盐少许调味，早晚空腹食用。

功效 《随息居饮食谱》载，猪肉补肾液，充胃汁，滋肝阴，润肌肤，利二便，止消渴，起尪羸。猪脊肉的特点是色白面嫩，含有丰富的维生素 C、维生素 B_1、维生素 B_2 等多种具有美容作用的营养成分。本粥除体虚面色不悦之人食外，平素健康之人常喝此粥，有防皱除皱的作用。

胡桃粥

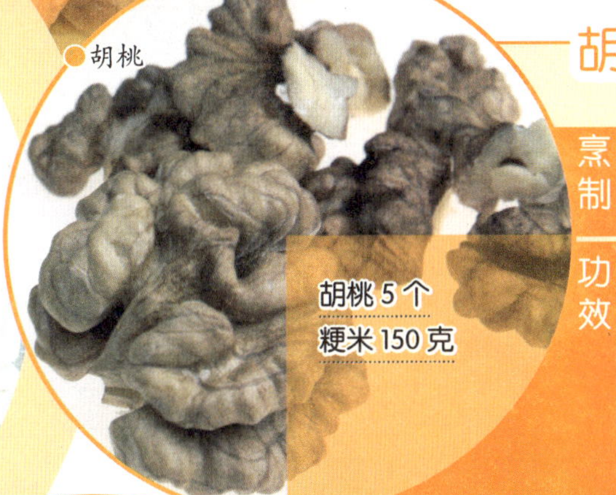

胡桃

胡桃 5 个
粳米 150克

烹制 取胡桃 5 个取仁略捣，同粳米 100 克煮成粥，加红糖少许拌匀，早晚空腹食用。

功效 本粥通过补骨益肺健脾而使气血充盛，润燥生津，肌肤润泽，形体健美，乌须黑发。故常食此粥不仅有润肤之功，且有排石之能，但大便溏薄者不宜。

枣仁龙眼粥

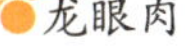

龙眼肉

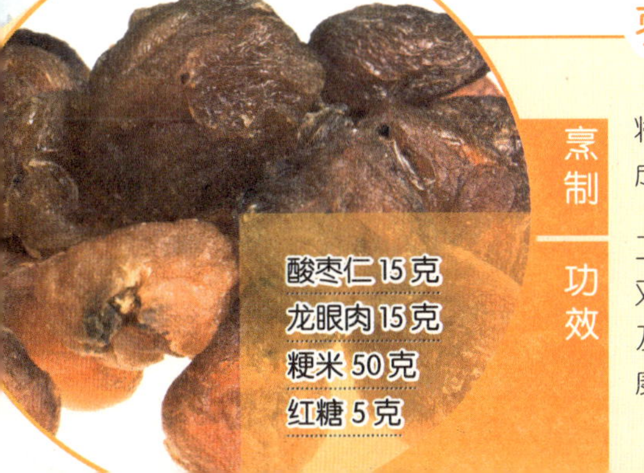

酸枣仁 15克
龙眼肉 15克
粳米 50克
红糖 5克

烹制 将酸枣仁、龙眼肉切小粒，与粳米一同入锅加适量水煮成粥，加红糖拌匀，作晚餐服用。

功效 二药相配为粥，长期食用可使人容颜减皱，肌肤光滑。对思虑过度、劳伤心脾、暗耗阴血所致的面容萎黄失泽及心悸怔忡、健忘失眠亦适宜。老年人常食，有利于健康长寿。

吃火锅要多点讲究

每年天气转凉，人们就喜欢三五成群地围坐在一起打边炉吃那热气腾腾的火锅，那氛围真正让人感受到什么是人间烟火。

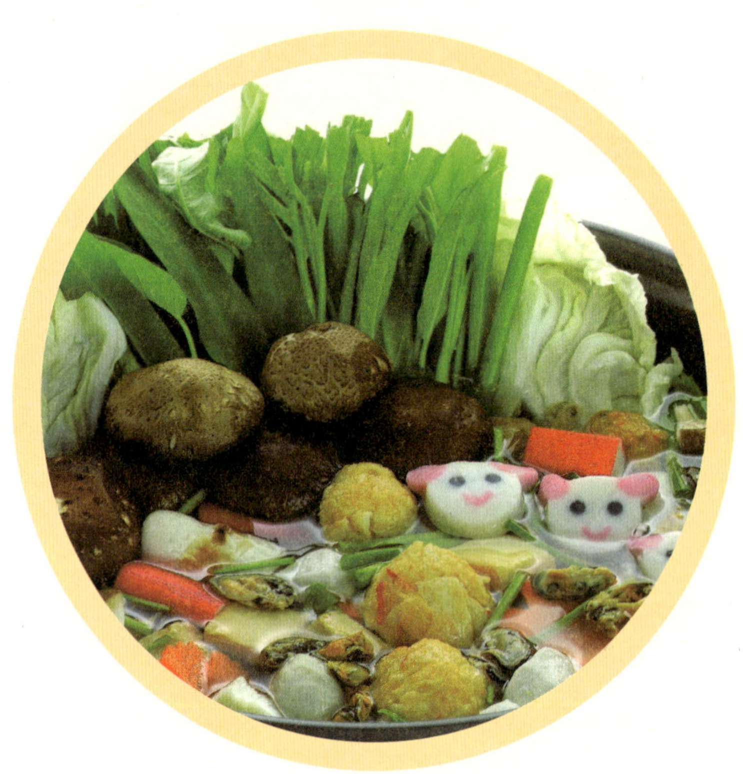

火锅基本是一锅杂食大乱炖，边吃边煮，从营养角度讲，久煮的火锅汤底营养非常丰富，因为煮火锅会加入各类蔬菜、肉类、海鲜食物，用汤底一煮，各类可溶性营养成分都保留在汤料中。可以说，煮久的火锅汤底的蛋白质、脂肪、胆固醇含量都非常高，简直就是营养不良者的大补汤。

不过，现如今营养不良者少见，多是营养超标过剩者。更别说中老年朋友中高血脂、高尿酸者非常多。这类人平时就得注意饮食，控制肉类、海鲜进食量，受不了如此大补。

火锅汤底的花样非常多，有海鲜锅、骨头锅、酸菜鱼锅等等。大家也能注意到，骨头汤底煮的时间越久汤水越油，说明其中甘油三酯含量越来越高，无疑非常不适合想减肥的女性、血脂含量高、高血压、肥胖的人喝；而海鲜汤底的嘌呤非常高，即使只是一般汤底，经过不断加入海鲜煮之后，沉积的嘌呤也越来越高，痛风者、肾结石患者、高尿酸血症都不宜食用。

酸菜锅的问题也很值得关注，因为腌制的酸菜中含有亚硝酸盐，而腌制食物属于癌症的一大诱因。研究者测量了多种汤底火锅中亚硝酸盐的含量，结果发现，随着打边炉时间延长，涮锅汤中的亚硝酸盐含量的确在不断上升。其中，酸菜底汤的上升倍数最多，其次为海鲜汤底，骨头汤底和鸳鸯汤底的上升幅度较小。

不过，也不用对此谈虎色变。亚硝酸盐引发的急性中毒多因违规使用工业用盐，使用合格的食用盐腌制的食物中亚硝酸盐含量较低，单单喝几次火锅汤，致癌的风险很低。亚硝酸盐中毒的剂量通常在200毫克以上，虽然火锅煮久了汤底的亚硝酸盐含量会上升，但吃一次火锅喝一次汤所吃下的亚硝酸盐远远达不到200毫克这个警戒线。

火锅并不是全民皆宜，因为火锅比较热、补，一般而言，虚寒者和营养不足者可多吃一点，而燥热者和营养过剩者宜少吃。糖尿病、高血压、心脏病、痛风等人则不适合吃海鲜火锅，容易热气的人不适合吃麻辣火锅等，有胃肠病的人也不适合吃火锅。

不适合吃火锅的人实在要吃，就需注意一些问题：吃的次数要少，每次也不要吃得太多；火锅的品种要简单，以蔬菜为主；别喝汤，可用粥水代汤底避免热气。

提示

对于常吃火锅的人，我有一些建议：

1. 火锅中如果加入了海鲜、腌制的酸菜酸笋等，要减少煲煮的时间，免得亚硝酸盐含量越煮越高。
2. 吃火锅时，多下各种新鲜的蔬菜，保证营养均衡以及减少火锅中的油脂、嘌呤含量。
3. 一定要喝火锅汤底的话，未久煲的时候喝比煲很久喝好，能避免高油脂高嘌呤。

二、妙用中药，食中加补

黄芪，补益脾肺升阳气

有些人在突然发生体位改变时（从坐位或蹲位改变为直立位）会出现头晕眼花、站立不稳、四肢乏力等情况，严重者甚至会出现昏厥，这种情况在医学上称为体位性低血压，多见于老年人、儿童或身体虚弱的人，中医认为这种情况属于“清阳不升”，最好的调理药物就是黄芪。

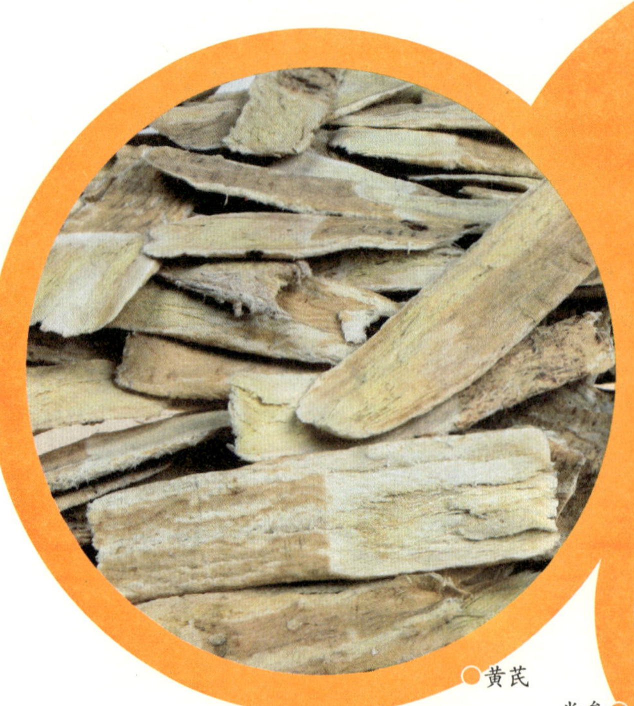

黄芪

党参

黄芪党参乌鸡汤

乌鸡1只
黄芪50克
党参50克
红枣10克
姜2片
料酒、精盐各适量

烹制 将母鸡治净后下沸水锅中焯去血水、洗净；红枣洗净、去核；党参、黄芪用清水洗净、切段。然后将鸡放入炖盅内，加适量水，放入党参、黄芪、红枣、料酒、精盐、姜片，置于笼内蒸至鸡肉熟烂入味，取出即成。

功效 健脾胃、补气益血、提高人体免疫力、强壮身体、延年益寿等作用。

黄芪性温味甘，归脾、肺两经，是很常用的补气药物，其补肺脾两脏气虚的效果与党参相仿，但与党参不同之处在于其补中有升，能够治疗中气下陷之证，对于低血压、脏器下垂（胃下垂、子宫下垂、脱肛等）有很好的治疗作用，对于中气下陷引起的慢性腹泻、崩漏以及伤口难以愈合等也有一定的帮助，由于人体的阳气有固护肌表的作用，因此现代研究发现黄芪可以增强机体免疫功能，并有一定的抗菌作用。除此之外，黄芪还有固表止汗、利水消肿等作用，可用于治疗慢性肾炎、蛋白尿、糖尿病等疾病。

黄芪分为生黄芪和炙黄芪两种，生黄芪升提阳气的作用较强，因此如果治疗脏器下垂多用生黄芪，炙黄芪是用蜂蜜炙过，相对来说补气的作用较强，对于身体虚弱想增加补益效果的可用炙黄芪。

提示

黄芪性升，对于面红耳赤等肝火上亢的患者不适合服用，另外，它毕竟属于补药，对于急性腹泻以及消化不良等实证表现为主者，也不适合使用。

在平时的调补过程中，单用黄芪的不多，一般都会配合其他药材一起使用。黄芪配当归有很好的生血补血作用，对于气血亏虚者尤为合适，适用于月经过多，面色偏白或经常头昏眼花的女性，如果加入羊肉和生姜，则补中有行，对冬天手脚怕冷的女性尤其有效；如果是“清阳不升”、阳气下陷造成的低血压或脏器下垂的情况，则最好用黄芪与党参合用，加强补气的效果，对于病程较长的人可选择服用一段时间的补中益气丸，则疗效更佳。

黄芪当归乌鸡汤

烹制 乌鸡洗净之后凉水下锅焯水后放入压力锅内，然后放入两到三倍的凉水，再把除了枸杞以外的药材洗净放入，加适当料酒。当锅里水烧开后撇去浮沫，放入适量白醋协助钙质溶解，盖上盖子，上汽后转小火煲30分钟，开盖，倒入洗净的枸杞、盐，再煮2~3分钟即可。

功效 黄芪补气健脾，大枣、桂圆、当归养血，乌鸡滋润，此汤有补益气血的功效。

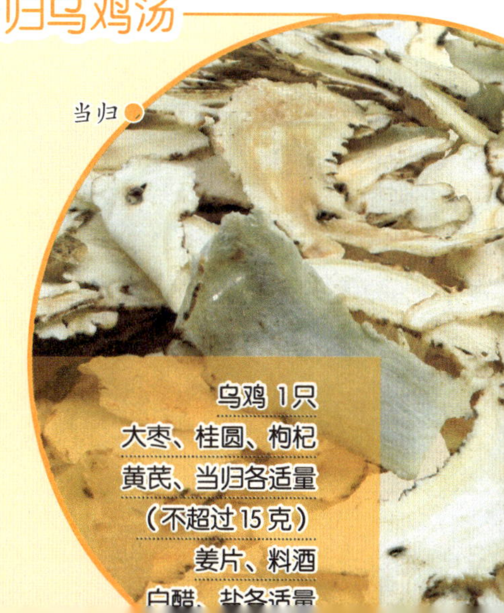

白醋、盐各适量

党参，改善疲劳养精神

●党参

党参白术淮山鲫鱼汤

鲫鱼 1 条
党参 15 克
白术 15 克
淮山 30 克

烹制 将鲫鱼剖净，去内脏，洗净；党参、白术、淮山分别洗净，放入锅内，加水煎取药汤，汤成去渣，煎两次，两汤合并。然后将鲫鱼放入砂锅内，倒入药汤，武火煮沸后，改用文火煲至鱼肉熟，调味食用。

功效 补益脾胃，用于脾胃虚弱所致的食少、食后腹胀、四肢无力等症。

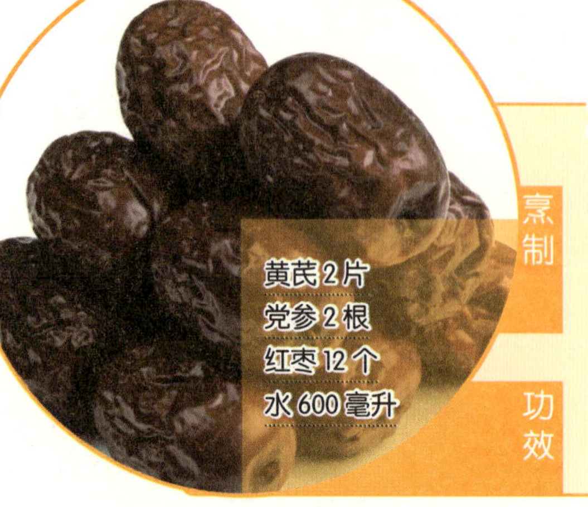

黄芪党参茶

黄芪 2 片
党参 2 根
红枣 12 个
水 600 毫升

烹制 黄芪、党参、红枣用流水冲洗干净，浸泡 2 小时，然后加适量水，用大火煎开后转小火煎 30 分钟，煎过后可加相同的水量再煎一次，代茶饮用。服用时不用加糖，红枣的甜度和香度恰恰好。

功效 此茶以补气健脾为主。

有些人总觉得自己没什么精神，周身像散了架似的，瘫坐着就不想站起来，而且平时不爱动，稍作运动就会气喘吁吁，大汗淋漓，更有甚者整天都觉得精神不振、疲倦、想睡觉，即便是渴了饿了也懒得吃东西，其实他们的胃口也不是特别好，稍微吃些冷东西，就会拉肚子。

党参

提示

党参毕竟还是属于滋补的药材，因此容易肝火盛或是有腹胀胃胀等积滞表现的人，都不宜多吃。

如果你恰好有这些症状，那么，建议你家里囤一些党参，以用于调补身体。

党参性味平和，对于脾肺两脏的气虚有很好的调补作用。现代研究发现，党参有明显的改善疲劳的作用，尤其适用于工作辛劳，耗气伤力引起的疲劳，精神不振等情况。除此之外，党参还能够提高身体免疫力，对于肺气虚弱引起的容易感冒，经常怕冷，容易打喷嚏、流鼻涕等情况也有很好的调补作用。

党参平和的药性决定了它虽适用于长期调补，不过有单独使用起效较慢的性质。因此，“老广”煲滋补靓汤的时候，断断不会只放党参一味药材的。

很多家庭主妇都知道，如果家人出现胃口不好、消化不良、大便稀烂等情况，可以用党参加北芪煲汤，其实这就是治脾虚的方子；党参配枸杞子更是非常常见的组合，这是气阴双补的配方，特别适合加班熬夜的人服用，因为熬夜不仅伤气，更是伤阴，单纯用党参补气容易燥热，加了枸杞子后，就能气阴双补了。

有人说现在的党参其实就是古人所说的人参，这个说法其实是不对的。上党参与党参完全是两码事，因为古时人参以山西上党所产的最为地道，因此，人参也被称为上党参（上党的人参）。清朝后由于上党的人参品种灭绝，医家不得不采用当地的党参取代人参治病，这才有“党参”之名。

山药，补脾养胃可常食

1.

山药是一种上品食材，它有补脾养胃、生津益肺、补肾涩精的功效，因此对食欲不振、腹泻、咳喘、夜尿多等都有很好的疗效。山药的药性缓和，很适合用于小儿、年老或体虚之人长期调养身体。

2.

老年人容易出现便秘，还会出现消化不良、湿邪阻滞的情况，这时就要根据具体情况来辨别适合用干品还是新鲜山药。

山药

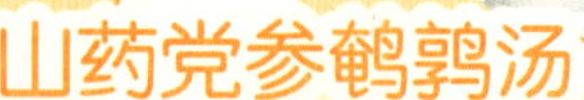

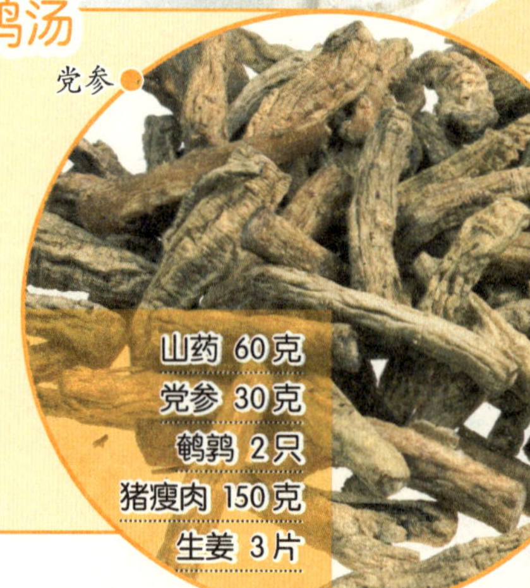

烹制 山药、党参洗净，稍浸泡；鹌鹑宰净，洗净（或请售者处理干净）；猪瘦肉洗净，整块不用刀切，一起与生姜放进瓦煲内，加入清水2500毫升（约10碗水量），武火煲沸后改为文火煲约2个半小时，调入适量盐、油便可。

功效 山药能“治虚劳羸瘦，充五脏，除烦热”，党参“健脾运而不燥，滋胃阴而不湿”，鹌鹑被称为“动物人参”，合而为汤，健脾、和胃、补气，尤其适合中老年人和脑力劳动者。

药材，中医很讲究地道。所谓地道，就是指正宗产地的药物。要知道，许多中药都是植物的花草茎制成的，因此药材的功效和产地的水土气候等密切相关。

就山药来说，最地道应该就是产自河南焦作的铁棍山药，它在明朝万历年间已经成为朝廷贡品，这就是铁棍山药价格昂贵的原因之一。

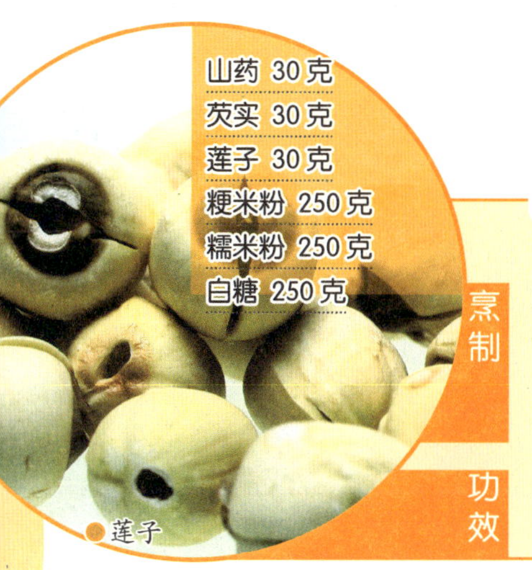
莲子

山药芡实莲子糕

山药 30克
芡实 30克
莲子 30克
粳米粉 250克
糯米粉 250克
白糖 250克

烹制 将山药、芡实、莲子（用温水泡后去皮、芯）磨成粉，与糯米粉、粳米粉混合后放入盆内，再加清水适量，揉成面团，制成糕状。将糕上笼用大火蒸 25~30 分钟，待熟透时，撒上白糖即成。

功效 补益脾胃，治疗脾胃虚弱、倦怠无力。

一般来说，平时煲汤食用时以新鲜山药为主，用以入药则以干品居多。其实，新鲜山药与干品在药效方面也略有不同。新鲜山药在切开时表面会有黏液，这种黏液就是山药中的黏蛋白，它可以防止脂肪沉积在心血管上，保持血管弹性，防止结缔组织萎缩等，黏蛋白的存在使新鲜山药的滋阴效果要比干品好。

不过，过多的黏蛋白会阻碍胃肠的运化，有助湿之弊，因此对于舌苔较厚、饮食积滞、消化功能较差的人来说，就不宜长期食用新鲜山药。山药干品由于黏蛋白不多，因此更适合用于脾虚引起的腹胀、腹泻等情况，但干品有收涩之功，因此慢性便秘的患者需要谨慎食用。

山药的作用虽然很多，但都比较缓和，因此在调理时多要与其他药物配伍使用，比如偏于气虚的人可以用补气的党参、茯苓、白术等与山药同用，偏于阴虚的人可以用养阴的枸杞子、玉竹、沙参等与山药同用，湿邪较重而出现腹泻的，则可以加祛湿健脾的芡实、莲子等与山药同用。

桂圆干，调理心脾的补血药

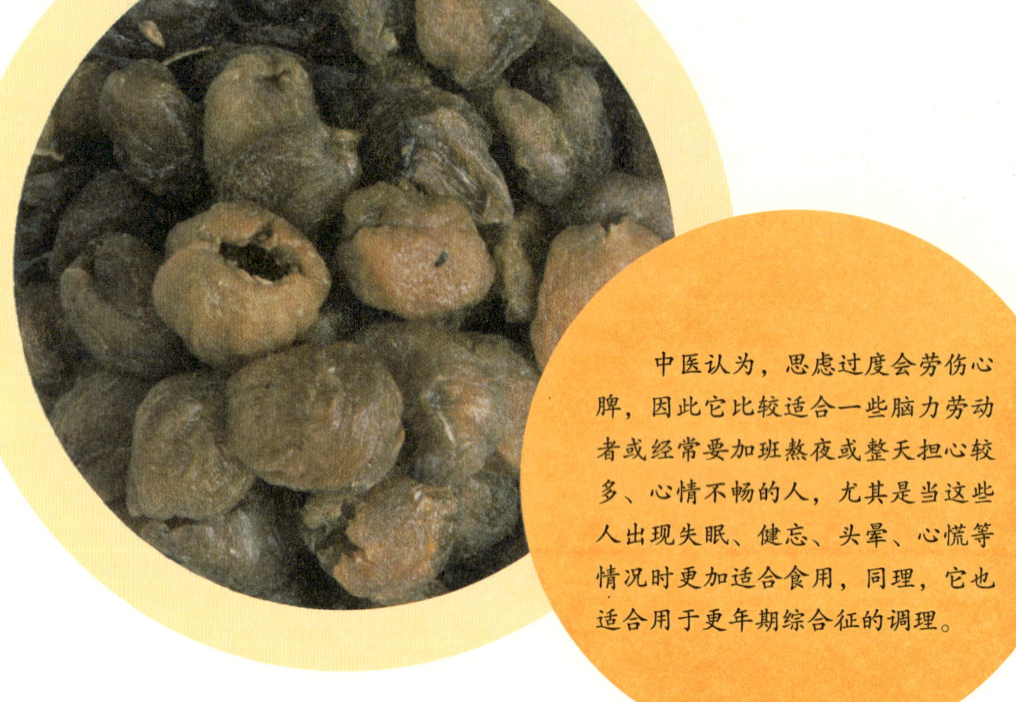

桂圆亦称龙眼，有鲜品与干品之分，有些地方将干品称为桂圆，鲜品称为龙眼，其实二者同属一物，不必细分。由于鲜品上市有一定的时间限制，而且我们也不会每天食用，因此属于食品范畴；真正用来入药的是其晒干的果肉，我们平时称之为龙眼肉或桂圆干。

桂圆干在中药学中属于补血药，但它与常见的补血药如阿胶、当归不同，它不仅有补血的作用，还有补气的作用，因此可以达到气血双补的效果，尤其适合手术后、产后、损伤后等容易出现气血亏虚的人食用，对于大病或久病初愈需要调理的人也有很好的效果。有医家甚至认为桂圆的补益功效比人参和黄芪还强，也正因如此，长期服用本品会出现上火的情况，平时阴虚火旺、体质偏阳胜的人是不适合服用的。中医认为，火盛则容易动血，如果孕妇选择桂圆干作为调补之品则可能会出现胎动不安的情况，所以本品不适合孕妇食用。

大多数补血药的归经是肝肾两经，因为肝主藏血，但桂圆干的归经是心脾胃经，所以桂圆干尤其擅长调理心脾受损造成的疾病。

桂圆花旗参乳鸽汤

乳鸽1只
猪骨100克
花旗参10克
桂圆8个
红枣8个
姜1片
盐少许

烹制 乳鸽治净后将鸽肉和猪骨飞水，用温水洗净血沫；红枣去核。然后把所有材料放入砂煲，用大火烧开后用小火煲一个半小时左右，在汤成前10分钟调入盐调味。

功效 益心脾，补气血，安神志。

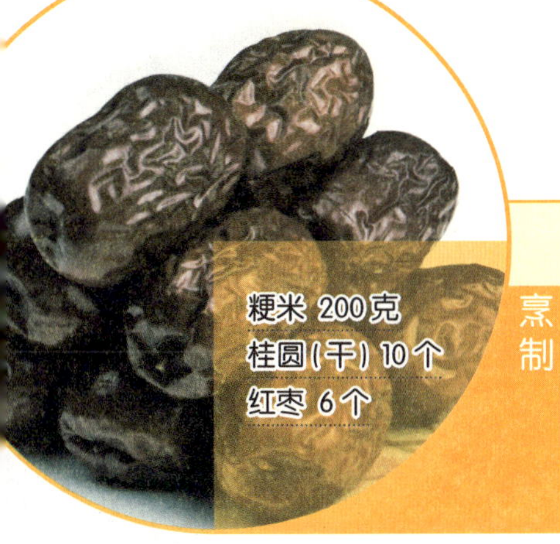

桂圆红枣粥

粳米 200克
桂圆（干）10个
红枣 6个

烹制 将红枣洗净，去核；桂圆去壳与核，取肉冲净。锅中加适量水烧开后放入米，煮开后放入红枣和姜丝煮粥，粥好后再放入桂圆肉和白糖，煮5~6分钟即可。

沙参，善补五脏之阴

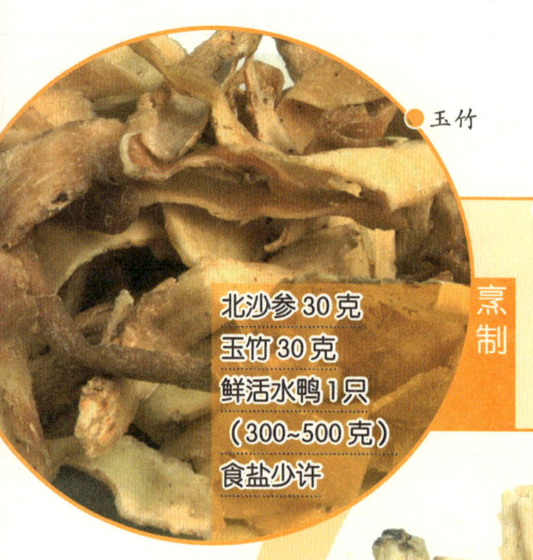

玉竹

沙参玉竹煲水鸭汤

烹制 将水鸭剖杀去除毛及内脏，洗净切成粗件备用。然后将已准备好的汤料同放入汤煲内，加适量清水煲汤，慢火煲一个半小时。

沙参

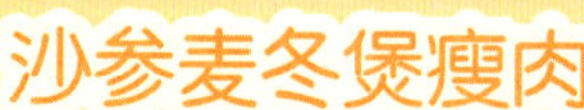

沙参麦冬煲瘦肉

鲜麦冬 30 克
（干品可用 15 克）
北沙参 30 克
猪瘦肉 500 克
蜜枣 4 个
生姜 3 片

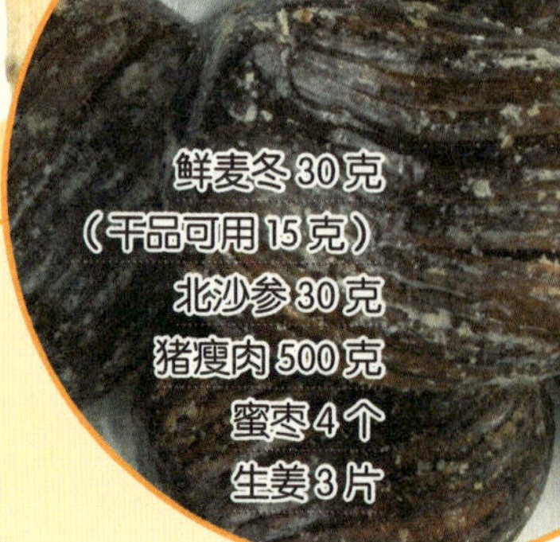

烹制 各配料洗净，将蜜枣去核；瘦肉洗净后与生姜放进瓦煲内，加入清水 2500 毫升（约 10 碗量），武火煲沸改文火煲 2 小时，调入适量食盐便可。

沙参属于补药之一，连中药学教材都将其归入补虚药的范畴，其味甘而入肺、胃经，善补五脏之阴，尤其擅长补益肺胃之阴，适用于肺阴亏虚引起的干咳少痰、咽干咽痒、久咳不愈、形体消瘦、潮热盗汗等证以及胃阴亏虚引起的口渴心烦、大便干燥、饥而不欲食等证，所以它也是岭南地区常用调补品之一。

沙参玉竹山斑鱼汤

沙参 25 克
玉竹 20 克
蜜枣 3 个
山斑鱼 1 条
猪瘦肉 150 克
生姜 3 片

烹制　沙参、玉竹、蜜枣洗净，稍浸泡，蜜枣去核；山斑鱼宰洗净、去脏杂，置铁锅中，慢火煎至微黄，溅入少许清水，铲起；猪瘦肉洗净、切块，与生姜一起放进瓦煲里，加入清水 2500 毫升（约 10 碗量），武火煲沸后，改文火煲约 1 小时，调入适量食盐便可。此量可供 3~4 人用，山斑鱼、猪瘦肉可拌入酱油佐餐用。

在岭南地区，有一种用淮山、枸杞、沙参、玉竹、芡实、莲子、百合等清热祛湿养阴之品组成的食疗方，名叫清补凉，沙参便是其组成部分之一，沙参的特性与清、补、凉的特点非常契合。

沙参的补与党参、人参的补不同。党参、人参等以补益气分为主，多适合于怕冷、疲倦、懒言、动则汗出、口淡、小便清长等虚寒体质的人，属于温补的范畴；而沙参以补益阴津为主，多适合于怕热、烦躁、口燥咽干、小便黄、大便干结、形体消瘦等虚热体质的人，属于清补的范畴；另外，沙参有补而不燥的特点，有些人长期肺气亏虚，容易感冒，食用党参、人参等补益后出现上火情况时，也可以用沙参代替人参。

沙参的最后一个特点就是凉，沙参性微寒，因此不仅能清虚火，还能消实火，对于肺中有热引起的咳痰黄黏以及胃热引起的口苦等都有一定的疗效。但也正是如此，它其实不太适合用于脾虚的患者，所以经常拉肚子、面色萎黄、消化不良、食欲不振等有脾虚表现的人是不适合使用沙参来调理的。

平时使用沙参来调理多以组方的形式出现，常用的食疗方法还有润肺止咳的沙参麦冬煲瘦肉、养胃阴的玉竹沙参煲水鸭汤、清秋燥的沙参玉竹山斑鱼汤等。多数以煲汤为宜，沙参用量一般按照饮用者的多少来确定，三口之家以 20~30 克为宜。

桂皮，温阳止痛有奇效

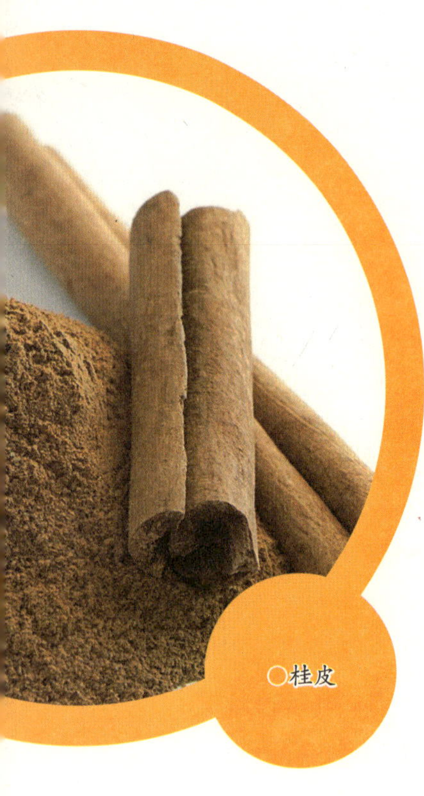
○桂皮

在生活中，我们经常会看到这样一些人，他们的肚子很怕凉，如果是被凉风吹到或吃了凉的东西，很快就会出现腹痛、腹泻的情况，严重的患者甚至平时也会觉得肚脐周围有冰冷的感觉，需要多穿一些衣服或在肚子上加强保暖才会舒服；中医认为这种情况属于中焦虚寒，如果要调整这种情况，中药肉桂就是不错的选择。

说到肉桂可能熟悉的人不多，其实它还有另外一个名字叫桂皮，就是家庭主妇在煮肉过程中常放的一种调味品，也是五香粉的组成部分之一，它气味芳香，有祛腥解腻、增加食欲的作用。作为药物，它性温味辛，归脾胃肝肾经，有温脾胃、暖肝肾、通络止痛的作用，因此对于怕凉的腹痛有很好的止痛效果。不仅是腹痛，由于桂皮归经涉及多个脏腑，所以它可以治疗由于受凉引起的多种疼痛，如痛经、腰痛、膝痛、肩痛等。运用桂皮来止痛，以外敷最佳，一般可用半斤桂皮加半斤粗盐，用布包好，放入微波炉中加热（或炒热后放入布包中），熨烫痛处，以不损及皮肤为度，很快疼痛就会缓解。对于反复发作的疼痛或病程较长的疼痛可以将桂皮加入中药中使用。

桂皮作为调味品使用是老少皆宜的，但如果作为调补品使用，就需要慎重。首先，桂皮中含有的黄樟素长期使用有致癌的风险，因此并不建议将桂皮作为常规补品长期或大量使用；其次，桂皮性温，服用时要注意季节以及体质情况，一般在秋冬或天气较冷时服用为宜，夏天或天气较热时就不宜服用了，如果平素身体容易上火的，服用时也要慎重；最后，桂皮性温走窜，容易动血，孕妇是不适合服用的。

提示

桂皮除用作调味品，还有一个外用的方法：封包法，这种方法可用来止痛。具体用法：用半斤桂皮加半斤粗盐，用布包好，放入微波炉中加热（或炒热后放入布包中），熨烫痛处，以不损及皮肤为度，很快疼痛就会缓解。

薏米，健脾清热利水湿

薏米，学名薏苡仁，是一种常见的药食同源的物品，有很好的健脾利湿的作用，所以在岭南地区常常会用它来煲汤，也有很多人把它当成是补品，其实不尽然，严格来说它属于祛邪的药物。薏米味甘，淡，性微寒；归脾、胃、肺经；有利水渗湿、健脾、除痹、清热排脓之功。现代研究发现它有抗肿瘤的作用，我们现在有一种常用的抗肿瘤的中成药制剂其主要成分就是薏米仁油。

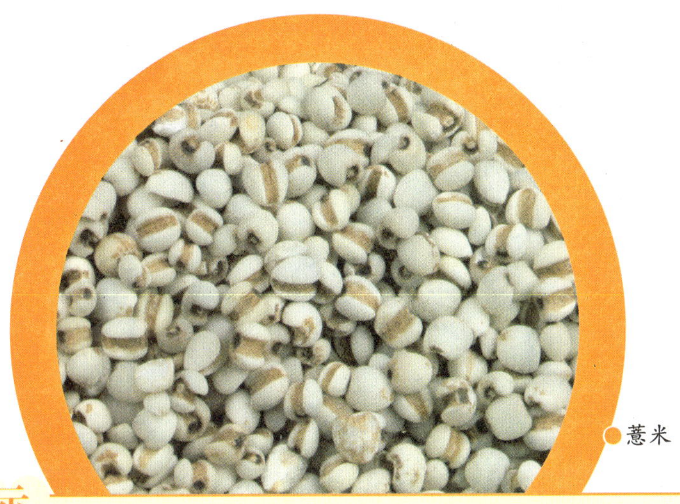

薏米

提示

有些人常会有口中发黏的感觉，容易脚肿，劳累或久行后加重，容易大便不成形，这种情况很多时候都是水湿导致的，可以考虑使用薏米来调理。薏米并不是补品，因此，对于身体虚弱而湿象不明显的人并不宜久服，由于其有利水作用，脾肾亏虚、夜尿多、小便清长的人也不宜食用。

食用薏米注意要分生熟，生薏米性偏凉，以清热利湿消肿的功效更佳，可以用于湿热引起的小便黄赤、小便频、尿痛等症状，因其偏凉，所以健脾的作用稍差，即使是治疗脾胃问题也更多地用于湿热型，或者在夏天祛湿使用，夏秋季和冬瓜煮汤，既可佐餐食用，又能清暑利湿，如治疗温病的三仁汤就是以生薏米为主。若要取其健脾祛湿的功效则以熟用更好，也就是我们常说的炒薏米，薏米经炒后寒性减少，而健脾祛湿作用表现得更为突出，可以用于治疗脾虚湿阻引起的腹泻和双下肢浮肿，我们经常治疗脾虚腹泻的一个方药参苓白术散中就用了薏米。

石斛，梅兰芳的护嗓方

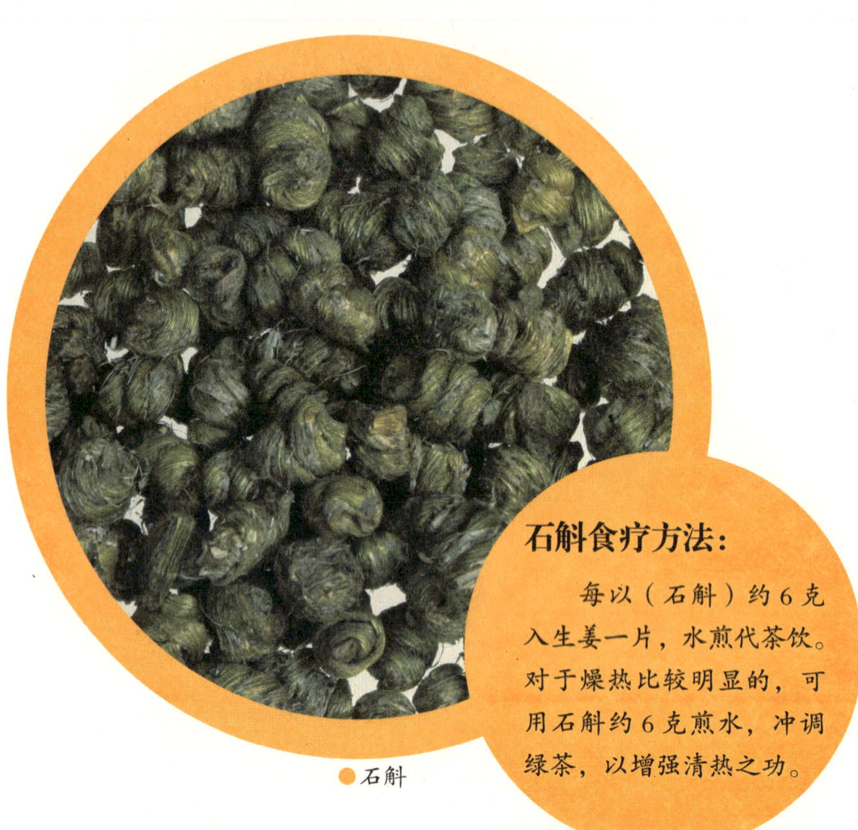

石斛

石斛食疗方法：

每以（石斛）约6克入生姜一片，水煎代茶饮。对于燥热比较明显的，可用石斛约6克煎水，冲调绿茶，以增强清热之功。

石斛味甘，性微寒；归胃、肾经；有养胃生津、滋阴除热之功。对于胃阴不足引起的口干舌干、咽喉干涩等有很好的调补作用，尤其是对于一些长期用嗓子造成的慢性咽喉炎，如果是以胃阴虚为主的，都可以用石斛来调治，石斛属于植物的茎，代茶饮是一种不错的调补方式。在《本草纲目》中有这样的记载：“每以（石斛）二钱入生姜一片，水煎代茶饮，甚清肺补脾也。”据说梅兰芳就是长期用铁皮石斛煎水代茶来保护嗓子的。

胃食管反流病是一种常见的上消化道疾病，大多数的患者以胸骨后烧灼感及泛酸水为主要不适，但也有一些人表现比较特殊，他们以咽喉部阻塞感为主要不适，伴见咽干口燥，进食后加重，吞咽有不顺畅感。中医认为这是由于胃气上逆所致，当以平胃降气之法治疗。胃喜润而恶燥，胃中干燥，则气不下行而上逆，所以这种胃气上逆需要使用养阴润燥平胃之品，其中石斛当为首选。《本草纲目》中认为石斛有“补五脏虚劳羸弱，强阴益精。久服，厚肠胃。补内绝不足，平胃气，长肌肉，益智除惊，轻身延年”的作用。

石斛的种类繁多，最好的当属霍山石斛，但现在市面上正宗的霍山石斛已经非常少见，一般来说，质量较好的就属铁皮石斛了。经常会有人问起如何挑选石斛，其实石斛的质量好坏跟它养阴的特性有关，石斛之所以有很好的养阴作用是因为它含有很多胶质，所以我们可以用咀嚼的办法来判断石斛的质量，质量越好的石斛在咀嚼时胶质越多，而杂质越少，所以最后没有多少渣，如果咀嚼后还会有很多渣存在就是质量比较差的石斛了。

白芍石斛瘦肉汤

猪瘦肉 250 克
白芍 12 克
铁皮石斛 5 克
红枣 4 枚

烹制 瘦猪肉切块，白芍、铁皮石斛、红枣（去核）洗净。把全部用料一齐放入锅内，加清水适量，武火煎沸后，文火煮 1 ～ 2 小时，调味即成。

功效 益胃润肺，养阴生津。若改用鲜石斛，汤味更新鲜可口。

铁皮石斛牛肉粥

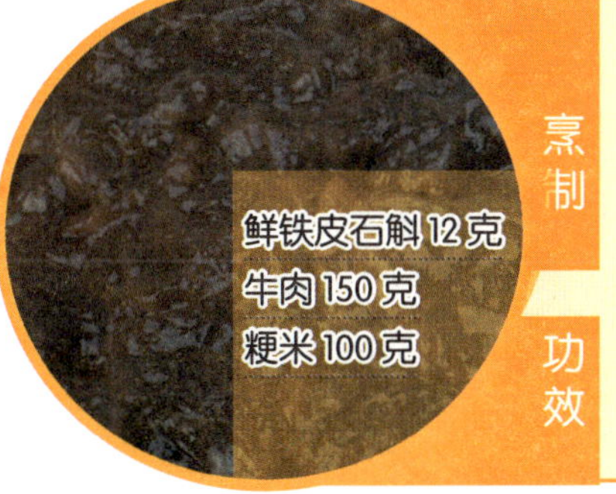

烹制 牛肉洗净切粒，用绍酒和盐腌一会。鲜铁皮石斛洗净切段拍碎，与粳米一起煮粥，粥将成时加入牛肉粒，最后放点盐调味。

功效 调理肠胃，补脾胃，益气血，除湿气，消水肿，强筋骨，补中益气。

芡实，补脾肾止泻良药

有人经常会出现腹泻，尤其是进食了生冷的东西或者是肚子受了凉，有些人在清晨五六点钟出现腹泻的情况，这在中医上认为是脾肾亏虚，这种腹泻可以用芡实来调理。

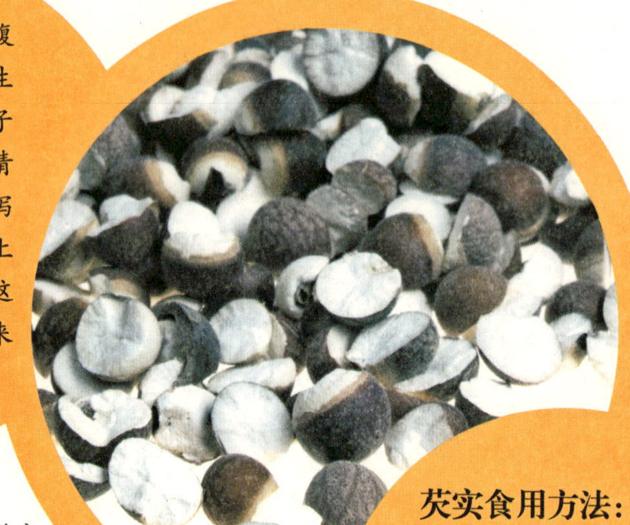

芡实

芡实食用方法：

最佳食用方法是煮食，可以煮水，也可以煮粥，可以连汤带渣一起吃，效果最佳。但需要注意的是，芡实有很强的收涩作用，对于便秘的人来说还是少吃为佳。

芡实也叫鸡头米，是水生植物睡莲的果实，其性平味甘涩，入脾、肾经，有益肾固精、补脾止泻、祛湿止带的功效。对于这种功效，在《本草求真》有较详细的论述：“芡实如何补脾，以其味甘之故；芡实如何固肾，以其味涩之故。惟其味甘补脾，故能利湿，而泄泻腹痛可治；惟其味涩固肾，故能闭气，而使遗带小便不禁皆愈。”芡实还有“补而不峻”、“防燥不腻”的特点，所以古书上称芡实是“婴儿食之不老，老人食之延年”的佳品。

现代研究发现，芡实含有丰富的淀粉，可为人体提供热能，并含有多种维生素和碳物质，保证体内营养所需成分；芡实可以加强小肠吸收功能，所以对于吸收不良引起的腹泻有调理作用。

淮山芡实老鸽汤

老鸽 2 只
猪瘦肉 300 克
淮山 60 克
芡实 30 克
桂圆肉 15 克
生姜 4 片

烹制 老鸽宰杀，洗净，切块备用。淮山、芡实、桂圆肉、生姜洗净，与老鸽肉、瘦肉一齐放入锅内，加清水适量，煮沸后，文火煲 3 小时，适当调味即可食用。

功效 补虚，平补脾胃，补而不燥。

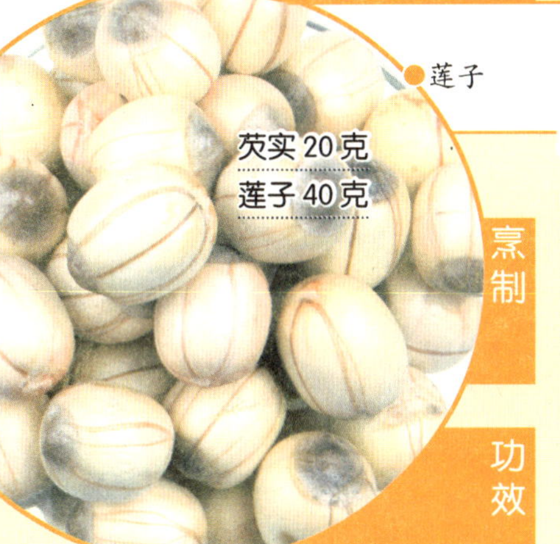

莲子

芡实莲子汤

芡实 20 克
莲子 40 克

烹制 将芡实洗净，用清水浸泡半小时；将莲子洗净，用温水泡 1 小时。然后将芡实与莲子一同放入锅中，加适量水，用小火炖 1 小时后，加白糖 1 匙，再炖 1 小时，直至芡实、莲子酥烂。

功效 补心益肾、安神止泻。适用于心胆气虚型失眠等症，对伴有遗精泄泻者尤为适用。

茯苓

芡实茯苓粥

芡实 15 克
茯苓 10 克
大米适量

烹制 将芡实、茯苓捣碎，加水适量，炖至软烂时再加入淘净的大米，继续煮烂成粥。

功效 补脾益气，适用于小便不利、尿液混浊、阳痿、早泄等症。

芡实子鸭汤

子鸭（又名火鸭、绿鸭）1 只（约 600 克）
湘莲 15 克
芡实 25 克
桂圆肉 10 克
枣仁 15 克
生姜数片

烹制 将鸭宰杀后，去毛及肠杂洗净；其他各用料洗净。然后将所有用料置瓦煲加水适量，煲 3 小时，加盐调味即成。

功效 平心定神、滋补脾肾。夜间少睡多梦、失眠心跳、头晕、思劳过度、心悸气促，饮此汤有明显效果。

土豆，营养全面的地下人参

土豆，学名马铃薯，别名洋山芋、山药蛋，看名称很土很俗，但它却深受世界人民的喜爱。它和玉米、小麦、水稻、燕麦被称为世界五大粮食作物，在欧美土豆享有“第二面包”的称号，在保加利亚有一个长寿村，人们就是以土豆为主食。

土豆含有丰富的维生素A、维生素C、维生素B_1、维生素B_2、维生素B_6和泛酸等B族维生素及大量的优质纤维素，还含有微量元素、氨基酸、蛋白质、脂肪和优质淀粉等营养元素，营养全面，因而土豆还有“地下人参”的美誉。

作为一种家常菜蔬，土豆最科学的吃法是蒸煮炖炒，所以用土豆做的家常菜都可以放心食用。但有一点要注意，因为发芽的土豆含有大量的龙葵素，可引起急性中毒，所以一定不要吃发芽的土豆。

醋熘土豆丝

土豆丝

土豆2个
醋、花椒各适量

烹制 土豆洗净，切丝。然后在热锅加油，用中火加热到7成熟时洒入花椒爆香，倒入土豆丝，同时要加入1勺醋，这样土豆丝就会保持脆爽的口感，翻炒1分钟左右，加入盐和鸡精，炒熟即可装盘。

功效 开胃。

土豆性平无毒，有和胃、调中、健脾、益气之功效；能改善肠胃功能，对胃溃疡、十二指肠溃疡、慢性胆囊炎、痔疮引起的便秘均有一定的疗效，是消化不良和肠胃不好的人的优质食品。土豆富含钾元素，每100克土豆含钾高达300毫克，含钾高的食物可以降低中风的发病率。专家认为，每周吃5～6个土豆，可使中风危险下降40%。

土豆的吃法很多，但人们喜欢的薯条、薯片却不是土豆的健康吃法。从食品健康和安全的角度来说，土豆不适宜做零食。因为土豆高温加热之后，特别容易形成“丙烯酰胺”类有毒物质，所以炸薯片、炸薯条都是这种毒物含量最高的食品，因此平时要少食用此类食物。

番茄土豆凤爪汤

鸡脚 400 克
鱿鱼干 75 克
红萝卜 250 克
番茄 200 克
土豆 200 克
洋葱头 25 克

洋葱

烹制 鸡脚用开水烫后剥净其鸡脚衣，斩去其脚甲；鱿鱼干浸透洗净后切成中块，最好能隔晚浸泡。红萝卜刮皮洗净，斜向切成大块三角形状；土豆（马铃薯）刮皮洗净，切成大块；番茄（西红柿）用开水烫后去皮，剁碎，用油锅爆熟；洋葱头剥皮后洗净，切片。将煲洗净，注入约 3000 毫升清水后，置于炉上，将煲内水烧开，把所用汤料全部倒进煲内，待煲内水再开后，用小火煲 3 小时即可。煲好后，加入适量油、盐食用。

功效 补脾养胃，补血养阴。便溏腹泻者不宜服食。

土豆炖牛肉

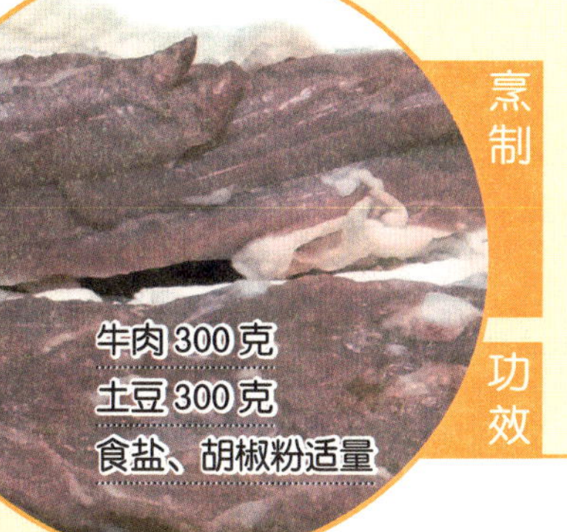

牛肉 300 克
土豆 300 克
食盐、胡椒粉适量

烹制 将土豆洗净，削皮切块；牛肉洗净切块后放入沸水中焯 10 分钟捞出洗净。炒锅加热后倒入油烧热，下土豆块大火煸炒至表面微黄盛出；另起油锅下牛肉块炒，加入土豆和清水没过牛肉，烧开后转小火慢炖 1~2 小时至牛肉酥软、土豆熟透，加入食盐和胡椒粉调味即可。

功效 补脾胃，强筋骨。

番茄土豆排骨汤

番茄 150 克
土豆 250 克
排骨 300 克
生姜少许

烹制 番茄洗净切块，土豆去皮洗净切块备用。先将排骨放入沸水中焯 30 秒后捞出备用；将土豆、排骨、生姜放入锅内，加适量水煮沸后文火煮，待土豆熟至将烂时放入番茄，煮 15 分钟后调味即可。

功效 健脾开胃。

有人担心吃多了土豆会发胖，这种担心完全多余，其实土豆还是理想的减肥食品。土豆含有丰富的膳食纤维，能增强人体的饱腹感，减少大量食物的摄入，同时土豆中的甜味物质也会让人的味蕾感到满足。另外，土豆中只含有 0.1% 的脂肪，不存在脂肪过剩问题。若将土豆作为日常生活中的主食，每天能坚持一餐只吃土豆，长期下去对预防营养过剩或减去多余的脂肪很有效。

牛肉，补脾堪比黄芪

牛肉是一般人都喜欢吃的肉类，牛肉的营养价值高，古有“牛肉补气，功同黄芪”之说。凡体弱乏力、中气下陷、面色萎黄、筋骨酸软、气虚自汗者，都可以将牛肉炖食。

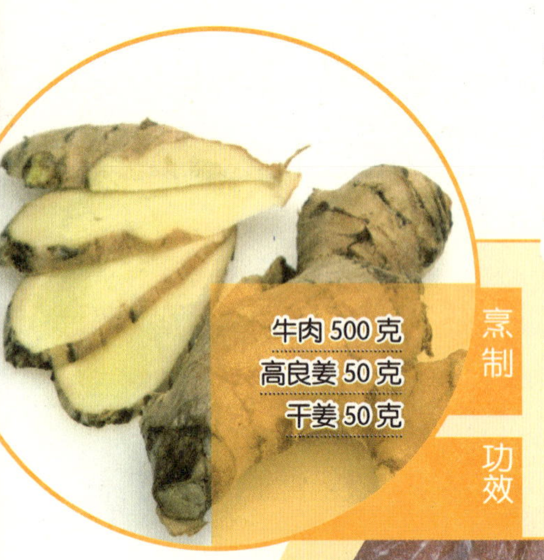

良姜牛肉汤

牛肉500克
高良姜50克
干姜50克

烹制 牛肉洗净，切除筋膜，原块或切大块；高良姜、干姜洗净。将全部用料放入清水煲内，大火煲开后，改慢火煲2小时，调味即可。

功效 温中散寒，补虚健胃。

五彩牛肉丝汤

牛肉300克
西芹50克
香菇20克
豆芽30克
红辣椒丝10克
蛋清1个
蒜米少许
鸡精、绍酒
胡椒粉、麻油
干淀粉各适量

烹制 牛肉切丝，用蛋清、干淀粉抓匀，入沸水锅拖滑，捞起待用；香菇浸泡切丝；西芹切丝；豆芽去头尾。锅置旺火上，放入适量油，投入蒜米煸香，放入香菇丝、西芹丝、红辣椒丝、豆芽尖煸炒，加入清汤800毫升，加入盐、鸡精、味精、绍酒，待汤烧沸，放入牛肉丝，煮沸起锅，盛入碗里，撒入胡椒粉，淋入麻油即成。

功效 健脾胃，补肝肾。

西芹

南瓜牛肉汤

牛肉 150 克
南瓜 600 克
姜 1 片
生抽半汤匙
糖 1/3 匙
生粉 2/3 匙
油 1 汤匙
胡椒粉少许

烹制 南瓜去皮去核，洗净切小块。牛肉洗净，抹干水切薄片，加生抽、糖、生粉、胡椒粉腌 10 分钟，放入滚水中焯至半熟捞起，滴干水。水 5 杯或适量放入煲内，姜 1 片放入煲内煲滚，放入南瓜煲 15 分钟，待南瓜熟烂后，下牛肉滚熟，放盐调味即成。

功效 补脾益气。牛肉补脾胃、益气血、强筋骨。南瓜性温，味甘，补中益气。

《本草纲目》指出，牛肉能“安中益气、养脾胃，补虚壮健、强筋骨，消水肿、除湿气”。中医认为，牛肉味甘、性平，入脾、胃经，有补脾胃、益气血、强筋骨的功效，有补中益气、滋养脾胃、强健筋骨、化痰息风、止渴止涎的功效，是一道补脾胃的佳品。西方营养学认为牛肉蛋白质含量高，脂肪含量低，味道鲜美，受人喜爱，誉其为“肉中骄子”。因为牛肉含有丰富的蛋白质和丰富的铁，而且它的氨基酸更加接近我们人体的结构，所以对于一些贫血、头晕、面色不是很好的人来说，都可以多吃一点牛肉。

牛肉有黄牛肉和水牛肉的区别，黄牛、牦牛性温，补气，与绵黄芪同功，水牛性冷，能安胎补血。这点在选购时要根据体质和需求。

牛肉很适宜肥胖者、高血压、冠心病、血管硬化和糖尿病者食用，是滋养强壮的补品。虚弱者食之最好，有温补脾胃之功。但牛肉又是发物，对于患有疮毒、湿疹、瘙痒症等皮肤病症者应戒食；而患有肝炎、肾炎者亦应慎食之，以免病情加重或复发。

在选购牛肉时要看肉的颜色：新鲜牛肉肌肉呈均匀的红色，具有光泽，若色泽呈暗红，无光泽，脂肪发暗直至呈绿色的，须格外留意这是牛肉变质的征兆。

因牛肉的肌肉纤维长而粗糙，肌间筋膜结缔组织多，初步加热后蛋白质凝固时收缩性强，持水性相对降低，失水量大，反使肉质老韧。为回避这一缺点，烹调时多取切块炖、煮、焖、煨、卤、酱等长时间加热的烹调法。

有些人吃了牛肉之后会觉得有点燥，此时不要急于去吃凉的食物，可以多吃一点青菜中和一下，之后再吃一点水果。青菜和水果多数都是偏凉性的，这样的中和，比吃牛黄解毒片、穿心莲效果更好。

三、好习惯养出好脾胃

饮食失节是脾胃受损的首因

补土派大家李东垣在其《脾胃论》一书中提及，“饮食失节，寒温不适，脾胃乃伤”，由此可见，饮食失节是造成脾胃损伤的首要原因。

饮食之节分为对量的节制和对时间的节制两个方面。

先说食。每个人胃内所能承受的量是相对稳定的，进食过多则伤胃，而造成胃痛、胃胀、嗳气等消化不良的症状；进食过少则伤脾，而造成疲倦、乏力、消瘦等表现，经常挑食的小儿多数会出现营养不良或者发育缓慢等问题，就与进食过少，脾胃生化乏源有关。

人体中有一个生物钟，因此脾胃运化水谷的时间是相对固定的，若过时不食则脾胃无物可以运化而会造成运化的紊乱，很多时候我们会发现过了进食的时间后反而不饿了就是这个道理，而非时而食又会加重脾胃的负担，所以很多吃夜宵的人容易患胃食管反流病、胆囊炎、胆汁反流性胃炎等疾病。

再说饮。胃喜润而恶燥，如果平时饮水较少就会使胃中干燥而出现口干、大便秘结等情况；脾喜燥而恶湿，所以如果饮水过多又会使脾运化失常而出现口淡无味、大便稀溏等情况。

健康的饮食习惯应该包括：三餐定时，食量相对稳定，不要暴饮暴食，也不要挑食，饮食及饮水的量应该根据自己的身体情况，找到一个相对稳定的数量，这样身体的内环境才能平衡，脾胃的功能才能健运，否则就会损伤脾胃。

不必拘泥于食物的昼夜之分

营养学界的理论非常多，有一种新鲜的观点认为食物有昼夜之分，分出“日间食物和夜间食物”，如肉类食物适合中午吃，蔬果、乳类食物适合晚上吃。这有道理吗？

仔细分析，这种观点是有一定根据的，因为所有食物都有一定适应范围。比如肉类脂肪高，白天吃能补充日常工作所需能量，而晚上吃太多肉类，确实不利于消化吸收，吃过多还会影响夜间睡眠质量。而乳制品、鱼蛋类好消化热量低，是非常理想的夜间食物。

但也没必要进行严格区分，无须像吃药一样严格遵循。

营养学的基本原则是饮食均衡，摄入食物种类要多样，按照饮食金字塔原则，少肉多菜，每日要吃乳制品、豆制品，这样的饮食原则才是要严格遵循的。

吃饭可不论早晚，但要有规律

有人认为太晚吃晚餐容易得胃病，可是有些人由于习惯了晚睡晚起，经常晚上 8 点后才吃晚餐，自己也没有什么不舒服的感觉，对于这样的习惯，其实也没什么不好，只要有规律，是不伤胃的。

胃肠最喜欢的是规律。每天早上 8 点吃早饭，12 点吃中饭，6 点吃晚饭是规律。每天早上 10 点吃一次饭，晚上 8 点吃第二次饭也是规律，关键是要形成长期的规律。

古代的人一日才吃两餐，现代人一日吃三餐，可见到什么钟点吃饭是可以调节的，身体具备自动调节的功能。

关键要注意的只有一点：形成永久的规律。只要形成规律，肠胃就能适应，不会受到影响。肠胃最怕的是不守时、无规律。今天 6 点吃饭，明天 8 点吃饭，吃饭的时间混乱，肠胃也无所适从跟着混乱，这种情况才容易得病。

体质特点

气虚质

精神疲倦，少气懒言；容易出汗、口淡、不想喝水。舌淡，舌边有齿痕。

阳虚质

比较怕冷，平时手脚比较凉，天冷的时候更加明显。饮食都喜欢偏热的，对冷饮及冷的食物不太喜欢，或进食后有不舒服的感觉，并且可能出现腹泻。平时大便偏烂，不容易成形，小便清长，有些人夜尿较多。舌淡胖，舌边有齿痕，舌苔润。

痰湿质

面色淡黄而黯，眼部有轻微浮肿的感觉，面部的皮肤油脂较多。这种体质的人多汗，汗液黏腻，口黏腻或觉口中发甜。其中很容易鉴别的一点是，这类体质的人，常感觉很累很倦，身体困重，尤其是腰腿部有沉重感，时有胸闷，容易咳痰。

白开水不是喝得越多越有益

常听说“一天八杯水，健康又养颜”，如果你是胃病患者，可要谨慎点喝白开水了，因为大量喝白开水，可能会致使胃病迁延不愈。

中医把一般人的体质分为九类，不同体质的人有不同的特点和饮食宜忌。其中气虚质、阳虚质、痰湿质这三种体质的人是不适合大量喝水的，否则就会出现胃胀、食欲不振、腹泻等脾虚水湿内停的症状，严重的还会出现头晕、呕吐、口淡、口角流清稀的口水等水饮上犯的表现。这三种体质的人，如果觉得口干，还是可以喝一些水的，但不要一次大量地喝，可以分次慢慢喝。不过，他们也可能一整天都不觉得口渴，这样也不要完全不喝水，可以考虑以茶代水喝。阳虚质者可以喝一些普洱茶，或煎一些人参汤代水喝；气虚质者就用白术或党参煮汤代水喝；痰湿质者用的则是薏米或扁豆煮汤代水。如果是饮水后明显出现胃部症状的人，首先还是要到医院诊治，调理好以后再改变喝水计划。

熬夜者可用糖水加餐

胃肠道在晚间休息，最好不要进食打破原本规律，不然久而久之必然会罢工而引发肠道功能的紊乱。但有些人因为一些原因需要熬夜，有时不进食会感觉饥饿难当，不吃点东西撑不下去，这种情况是应该吃点东西补充能量的。不过此时休息中的肠胃被打扰，进食不能百无禁忌，要考虑肠胃感受。

熬夜中补充食物可以遵循三个原则：易消化，别太油，避免酒精。食物种类倒没严格禁忌，按个人喜好选择就行。

进食容易消化的食物最佳，像粥、糖水都是好选择。粥水消化快，热量也不高。注意这时就不要吃杂粮粥、豆粥、肉粥增加消化难度了，简简单单的白粥、菜粥就可以。

此外，只要本人没有糖尿病，红豆沙、绿豆沙、西米等糖水也是好选择。糖在身体中代谢速度快，能很快地解饿，又不会长久遗留消化问题，折磨肠胃。

肝脏是人体的代谢器官，人体的肝脏细胞有正常的新陈代谢过程，在凌晨的1~5点，肝脏细胞在进行重生。如果吃肉类高蛋白高脂肪东西、油腻类的食物会破坏这个正常过程，加重肝脏代谢负担。

饮酒时，摄入体内的乙醇95%以上在肝内分解代谢并氧化为乙醛。而乙醛对肝细胞有明显的毒性作用，能使肝脏代谢发生障碍，所以，喝酒助兴在晚间最好避免。

酒喝适量，少饮勿醉

饮酒后常见的问题不外乎这几类：饮醉酒，出现酒精中毒；造成胃肠疾病复发；引起胃痛、腹泻、腹痛等；喝酒多吃肉的，还会引发胰腺炎。酒精首先是直接损害胃、肠壁细胞，导致细胞坏死、发生炎症和糜烂等，被吸收之后还会产生有毒物质，影响身体多个器官甚至神经中枢，以至出现呕吐、头痛、头晕、神志不清等。尤其是原本患有胃病、肝病的患者，症状会进一步加重。

酒是湿热之物，对于人体来说，是一种邪气，如果确实没有办法不喝，那就应该想办法让它尽快排出体外，一般来说，湿热邪气的出路大多有三条：从汗而出、从消化道而出、从小便而出，据此可以推论出不同的处理办法。

酒是交际应酬不可避免之物，一点不沾酒恐怕并不现实。既然不得不喝，那么不妨控制在一定限度内。一个人一天摄入的酒精总量最多不要超过50克，大约是50度酒不要超过100毫升，10多度酒不要超过500毫升。如果是平时酒量不好的人，就更加不能超量饮酒。另外，喝红酒比喝白酒好，喝低度酒比喝高度酒好，喝慢酒比喝快酒好。

酒要尽量少喝，要有节制，不以指望在醉酒后又去盲目地依赖解酒药、解酒茶等。患有高血压、糖尿病、冠心病等疾病的人更应尽量遵循医嘱禁酒。

葛花就是药用粉葛的花，其性味甘平，功能解酒毒，醒胃止渴，一般用量为 3~6 克，煎服；但若无法找到葛花者，也可以葛根代之。

1. 从汗而出

很多人都会有这样的感觉，喝闷酒容易醉，如果一帮朋友，一边喝酒一边高谈阔论，或者猜拳，就相对不容易醉，这是因为酒精会随着人的呼吸和出汗而挥发出体外，也就是中医讲的湿邪随汗而出。

2. 从消化道而出

这个消化道有两个出口，一个是口，一个是肛门，一般人喝醉酒会想吐或有呕吐，对此不必紧张，这是人体的自我保护功能，是人体为邪气寻找出路的方法，应该因势利导，千万不要压制它，不让它吐出来；但是有些人喝醉酒并没有想吐的感觉，这时就不应该强行探喉催吐，如果强行催吐可能会造成贲门撕裂或者急性胰腺炎，针对这种情况我们就应该想办法让酒邪从下口（肛门）而出，比如可以吃一些加强胃肠动力的药物如吗丁啉等，促进含有酒精的食物迅速通过小肠而减少胃肠道对酒精的吸收。

3. 从小便而出

中医认为：“祛湿不利小便，非其治也。”因此这种方法是大家都比较熟识的也是比较有效的方法，据此有些人就会在喝酒前和喝酒中大量喝水，或在喝酒前先吃一勺食盐，都有利尿的作用，都可以减少酒精对肝脏的损伤。

有些人实在喝多了，还需要解酒，所谓解酒在中医来说就是一个药物与邪气相争的过程，中国人累积的解酒偏方很多，这些解酒偏方都有一个共性，就是能清热利湿之物，这是因为酒是湿热之品。总结起来，供解酒的药物有十数种之多，包括：葛根、豆腐、西瓜、莲藕汁、梨、绿豆、芹菜、甘蔗汁、白萝卜、鲜橙、橄榄、大白菜等，其实从本质上来说这些物品之间没有太大的区别，应该说什么方便、什么容易找到就用什么，但是在这些物品中葛根的解酒效果相对来说会好一些，因为在古时候就有使用葛花解酒的事例。

汤泡饭加重胃肠负担

汤泡饭是将汤和饭混在一起吃，由于经汤泡过的饭会变得更松软，更容易下咽和消化，加上制作方便，是不少人爱吃也常吃的美食，也是很好的处理剩饭剩菜的方法。

常吃汤泡饭对你的胃来说是没有好处的，是不利于健康的，尤其不利于小孩和老人。大家都知道，口腔是人体的第一大消化器官，我们吃东西的时候，首先就是要咀嚼食物，充分利用这第一道消化工具将食物初步分解消化，因为坚硬的牙齿可以将大块的食物切、磨成细小的粉末、颗粒状，便于下咽，也方便下一步的继续消化吸收。同时更重要的是在不断咀嚼的过程中，口腔中的唾液腺才有唾液不断分泌出来，咀嚼的时间长，唾液分泌就多。唾液能把食物湿润，其中有许多消化酶，有帮助消化吸收及解毒等功能，食物在口腔中较好地得到初步的消化和分解后，给胃的消化吸收工作也减轻了负担，对肠胃健康是十分有益的。

汤泡饭由于包含水分较多，饭会比较松软，很容易吞咽，人们因此咀嚼时间减少，食物还没经咀嚼烂就连同汤一起快速吞咽下去，这不仅使人“食不知味”，而且未经充分咀嚼的食物，唾液还没来得及均匀地掺和到食物中去，不能使淀粉酶充分发挥作用，把淀粉变为麦芽糖，进行初步消化，就进入胃肠了。这种未经细嚼的食物直接进到胃里，势必增加胃肠的负担，食物中的养分也不容易被彻底

对小孩来说，由于汤泡饭会有大量的汤液进入胃部，会稀释胃酸，影响消化吸收，即使吃得再多，也没有吸收足够的营养，极其不利于小孩的健康成长。其次，小孩的吞咽功能不是很强，如果长期吃汤泡饭，由于吞咽速度过快，还容易使汤汁米粒呛入气管，造成危险。再次，吃饭本就是要细嚼慢咽才能食出滋味和营养，长期吃汤泡饭会使小孩养成囫囵吞枣的坏习惯，不但不利于健康，也是难于改正的生活习惯。

对老人而言，身体的各项机能远远不如年轻人好，消化吸收功能也同样会随年龄增加而减弱，长期吃汤泡饭会比年轻人更容易得胃肠道疾病。但是为了能使食物能顺利地吞咽下去，老年朋友可以在吃饭前先喝几口汤，给消化道增加一点“润滑剂”，以防止干硬的食物刺激消化道黏膜，当然可以将米饭适当煮得松软一点，而不要选择经常用汤泡着吃。

吸收。胃和胰脏产生的消化液不多，这就加重了胃的消化负担，日子一久，就容易导致胃病的发作。所以，汤泡饭还是少吃为妙。年轻人如此，老人和小孩就更要少吃汤泡饭了，偶尔作为早餐是可以的，作为中餐或正餐则不好。

零食，爱要付出代价

毫无节制地吃太多零食还会干扰正餐，尤其是孩子，会变得食欲不振。如果从正餐中摄取不到足够的营养素，对孩子的发育是不利的。更别说有些高糖食物带来龋齿、肥胖等问题，油脂食品带来性早熟问题等等。

不加节制地吃零食，会影响肠胃的消化吸收功能。因为，不加限制地吃零食，消化道和消化腺始终得不到休息，打乱了胃肠道蠕动和消化腺分泌的规律，容易造成消化道功能紊乱。这时，人容易出现上腹不适、疼痛、腹胀、呃逆、恶心、呕吐等症状，还有些人会有排便不畅、便秘、腹泻、排气增多等问题。

零食中的咖啡、可乐、巧克力是很多人喜欢的，空腹大量吃含咖啡因的咖啡、可乐、巧克力对胃的伤害是极大的。可乐、巧克力有两个共同点：甜、咖啡因含量高。而甜味、咖啡因会刺激胃酸过度分泌，久而久之，确实能引发胃炎、胃黏膜糜烂，情况严重时胃溃疡就形成了。尤其是空腹喝含咖啡因饮料，更易造成胃酸过多、伤害胃黏膜。其实，有胃病的人都知道自己要戒咖啡少吃酸少吃甜，不然很容易诱发胃病发作。茶叶虽然也含有咖啡因，但含量不如咖啡高。所以，胃有问题，淡茶还是允许喝的，但浓茶就不适宜了。

吃零食不节制，消化功能易受损，所以，对于喜爱零食的人来说，还是要控制自己的口腹之欲，为健康做出一点牺牲。

下 篇

调脾胃，治百病

◎ 有好胃才有好味

◎ 缠人小病只惧好脾胃

◎ 治肝病从调脾胃入手

一、有好胃才有好味

胃病要“三分治，七分养”

一般来说，胃内的受损是可以通过胃镜检查来发现的，而胃的动力异常和消化功能的异常则无法通过胃镜检查来发现，这就是为什么很多患者胃镜问题不大但临床症状较为明显的根源。

在门诊时，经常有患者问，为什么我的胃病总是看不好？吃了几年的中西药物为什么总会反复？为什么胃镜没有大问题却总有胃痛或胃胀？其实，要想回答这些问题，我们首先要对胃病有一个正确的认识。

最常见的胃部症状莫过于胃痛和胃胀了；造成胃痛的主要原因是胃受了损伤，包括炎症、溃疡、肿瘤等等，造成胃胀的主要原因是胃的动力异常和消化功能的异常，包括胃肠功能紊乱、功能性消化不良、胃轻瘫等。一般的胃痛经过制酸药（如奥美拉唑）和保护胃黏膜的药物（如硫糖铝、达喜）等治疗后都会缓解，而胃的动力异常和消化功能方面的异常则可以通过给予胃肠动力药物（如吗丁啉、莫沙比利）等以及补充消化酶来解决；但为什么患者服用了药物后胃部症状仍不能有效控制呢？这就要从产生症状的源头说起了。

1. 饮食

饮食是造成胃病症状发生和反复的主要原因，如果进食了酸、甜食物，就会使胃痛加重，这个道理很多患者都懂，但他们并不清楚酸、甜食物所包含的范围，其实几乎所有的水果都是属于酸、甜食物的，另外蛋糕、面包等很多食物都是甜味的，如果不注意，就会造成症状的反复。而造成胃胀的原因主要是饮食不定时、过快、过饱等，无节制、无规律的进食会破坏胃肠运动的正常节律，从而造成其运动功能的紊乱；除此之外，饮食的种类对胃胀的影响也很大，产气的食物如土豆、芋头以及难消化的食物如肥肉、油炸食品等都会增加胃肠道的负担；还有一类也是大家比较容易忽视的，就是含胶质太多或较为黏腻的食物，如花胶、阿胶、固元膏等都会阻碍胃肠道的消化功能，因此花胶是不适合胃胀患者食用的，它的护胃作用主要适用于胃痛患者。

对于饮食的调控是控制胃病症状的关键步骤，所谓胃病要“三分治，七分养”，这里的养不是指吃什么东西去补，也不是指休息静养，而是指应该按照胃本身的规律安排合理、适当的饮食，通过对胃的保护，胃特有的自我恢复能力就可以自行解决症状反复的问题。

2. 情绪

跟饮食相比，患者对于情绪的重视度就远远不够了，很多患者在就诊时都会咨询医生应该吃什么东西或不吃什么东西，实际上慢性胃病的病人由于“久病成医”，对于饮食方面的调控已经非常注意了，他们症状反复的原因主要是情绪。长期紧张、焦虑会使胃酸过度分泌而造成溃疡难以愈合，严重的情绪刺激甚至有诱发溃疡的可能；同时当人处于紧张状态时胃肠的运动会减慢，从而加重胃胀的情况，很多患者会发现心情舒畅时或放假时胃胀、胃痛的症状会有所减轻，道理就在于此。由于情绪原因引起的胃病反复使用西药治疗多效果不理想，中医药治疗则相对有优势。如果平时性格较急躁易怒的患者，多数表现为口干口苦、喜凉怕热，舌红，苔黄，脉滑，属于肝胃郁热，可用四方胃片（胶囊）、胃逆康胶囊等治疗；平时性格比较平和的患者，多数表现为症状与情绪有关，喜欢叹气，胸闷嗳气，舌淡红，苔薄白，脉弦，属于肝胃不和，可用气滞胃痛颗粒、逍遥丸、复方陈香胃片、胃苏颗粒等治疗；性格比较内向的患者，多数表现为情绪不佳，胃口不好，舌淡，苔薄，脉弦，属于肝郁脾虚，可用舒肝片、健胃愈疡片等治疗。

3. 生活习惯

除情绪外，作息对于胃病的影响也很大，正常人在夜间胃酸是不分泌的，熬夜时胃酸会分泌，如果不吃东西胃酸就会对胃黏膜造成损伤而使胃痛反复，如果进食又会因排空时间不够而加重胃胀的表现。因此有节律的作息对胃病的恢复也有很大的帮助。作息不好引起的胃病多寒热错杂，虚实并见，可以考虑使用胃乃安来治疗，因为其除了有补气健脾、行气活血的作用外，还有宁心安神的作用。

除此之外，一些老年人、平时身体比较虚弱的人、多病的人患胃病后也不容易痊愈，这些人一般表现为胃痛、胃胀并不十分严重，但经常反复，饮食不慎或受凉后症状就会加重，平时不敢吃凉的东西，空腹时症状较严重、进食后会略好转，这是脾胃虚弱的问题，可以使用香砂养胃丸或香砂六君子丸进行调理，如果怕冷比较明显的，觉得胃部发凉的患者也可以使用理中丸或附子理中丸来治疗。

4. 规范用药

除了以上的诱发因素外，药物的规范使用和幽门螺旋杆菌的治疗也是控制胃病反复的关键。很多病人在服药一周后临床症状都会出现不同程度的好转，因此而停药的也不在少数，实际上胃病的治疗是需要维持一定时间的，比如胃溃疡的治疗需要维持6~8周，十二指肠球部溃疡的治疗需要维持4~6周，抗幽门螺旋杆菌治疗一般是1~2周，不能少于七天；如果没有达到疗程就停药，很容易造成疾病反复。另外，幽门螺旋杆菌作为胃病反复发作的主要原因之一已经成为共识，对幽门螺旋杆菌的根除需要使

胃病虽然是一种容易反复的疾病，但如果每个患者都能做到生活规律、饮食适当、心情放松、规范用药，应该都是可以治好的。如果经过以上的处理仍然有症状出现，就需要住院检查排除其他疾病引起的胃部不适了。

用西药进行规范、系统的治疗，否则难以根除；如果经过治疗后仍无法根除者，或患者不耐受杀菌治疗，可以使用中药治疗，这些患者一般会有口臭，舌苔较厚偏黄，中医认为这是湿热所致，可以试用三九胃泰来清热利湿治疗。

胃病患者要重视饮食

胃病的发生与饮食有关是众所周知的事情，因此饮食对于胃病患者以及诊治胃病的医生来说都是一个非常重要的问题，而且，在这个问题上，可以说是众说纷纭，搞到很多病人无所适从，到底哪些东西该吃，哪些东西不该吃，为什么能吃，为什么不能吃，如何吃，都是有很多讲究的。

1. 牛奶

饮用牛奶要注意一些问题：

（1）由于人体胃酸的分泌与进食有一定的相关性，多数在进食后 1 小时左右胃酸分泌达到高峰，正常胃排空的时间大约为 2 小时，胃酸可以和食物充分融合，但单纯饮用流质（如牛奶），胃排空时间会比较短，这样食物已经排到小肠，而胃酸没有食物中和，就容易对胃黏膜造成影响，因此胃病患者饮用牛奶时不宜空腹饮用，应该与淀粉类食物（如面包、点心、馒头、饼干等）共同食用，这样可以延缓食物的排空时间，避免加重症状。

（2）牛奶中不仅含有丰富的蛋白质，还含有大量的乳糖，如果平时消化吸收功能不太好的话，乳糖在肠内发酵，产生水、乳酸及大量二氧化碳，可使患者出现腹胀、腹痛甚至腹泻等情况。因此，对于平时以胀满感为主要不适的胃病患者，进食牛奶要小心，如果进食后有胃胀加重的情况，就应该停

牛奶富含蛋白质，呈弱碱性，进入胃中不仅可以中和胃酸，而且可以在胃的糜烂面或溃疡面上形成一层保护膜，因此，总的来说牛奶对胃是有保护作用的。

止饮用。

（3）中医认为牛奶性湿热，因此平时湿热较盛，舌苔较厚，胃口不佳等患者应该谨慎饮用牛奶。

2. 甜食

胃病患者不能吃糖大家都比较接受，但能不能吃甜食，比如甜的面包、甜的饮料，甚至有患者问如果做菜能不能放糖，这还是要从根本上说起。引起胃黏膜损伤的主要原因是胃酸，甜的饮食进入胃中后经过发酵会变酸，因此进食甜食会增加胃内的酸度，从而加重对胃黏膜的损伤。因此在患病期间，尤其是胃痛为主的患者，不主张吃甜的饮食，但如果作为佐餐或做菜放一些糖是可以接受的，因为这一点糖所变成的酸很快会被食物所中和。

其实，很多十二指肠球部溃疡的患者都喜欢吃甜食，中医认为，“物以喜为补”，喜欢吃甜食是由于脾胃虚弱，甜的饮食可以补益脾胃。在中医治疗胃痛的方药中有一个著名的“黄芪建中汤”，其中最主要的药物就是饴糖（麦芽糖），可见甜食并非完全禁止，但应该给予控制。另外，经中药健脾补虚治疗后，不仅胃病可以好转，喜吃甜食的习惯也会改变。

从中医的角度出发，水果分寒热平三性，寒性的水果包括：西瓜、雪梨、香蕉、苹果、柑橘等，热性的水果包括：荔枝、桃子、山楂等；平性的水果包括：葡萄、桂圆等。由此可见，水果中以寒凉属性者居多，而慢性胃病，患者体质多偏虚，这也可以作为胃病患者不宜食用水果的佐证吧。

3. 水果

现代人多讲求健康，因此，水果是大家必不可少的饮食，尤其是年轻女性，为了苗条的身材，经常以水果代饭，因此，胃病患者能否进食水果是在诊治过程中经常被问到的问题。其实医生对水果的限制主要是从胃酸的角度出发的，我曾经跟一个患者开玩笑，如果你找到一种既不酸又不甜的水果，我就同意你吃。甜的东西会变酸，酸的东西更容易增加胃的酸度，因此，在胃炎的急性期，尤其是以胃酸过多为主，表现为反酸、胃痛为主者，水果还是以少吃为好，但对于萎缩性胃炎，胃酸不足，表现为消化不良、没有胃口、胃胀者，进食一些酸酸甜甜的水果则不仅没有坏处，反而有治疗作用。

4. 粥、粉、面

多数医生都会要求患者饮食要清淡为主，若论及清淡，恐怕没有比白粥更清淡的食物了，但偏偏有很多人吃了白粥不舒服，甚至会出现反酸的情况，这又是为什么呢？这个原因跟喝牛奶有类似的情况，白粥也会刺激胃酸分泌，另外，粥中的淀粉质容易发酵而增加胃中酸度，但由于喝粥是岭南地区的习惯之一，因此，不能完全不喝，所以如果出现这种情况，在粥中加一些肉类或皮蛋可以缓解反酸的情况。其实，不仅是粥，凡是由米做的食物如米粉、沙河粉等食物都存在着易造成胃酸增多的情况，因此胃病患者都不适合食用。

由于一般面食略偏碱性，而且与粥、牛奶相比，排空时间较长，既易于消化，又不会反酸，因此，相对来说是胃病患者比较好的饮食，但由于生活习惯不同，有些人不愿意吃面，或不习惯吃面，也无须强求。

5. 豆类

豆制品对胃有些影响是众所周知的，但大家主要是担心豆类难消化，因此有人问用豆类煮汤能否喝，或豆奶、豆浆能否食用，其实，豆类对胃的影响包括了三大方面：

（1）机械作用：就是通俗意义上的难消化，由于豆类中含有较多的膳食纤维，这些物质不容易吸收，而且会损伤胃黏膜。

（2）刺激胃酸：豆类中含有较高的嘌呤，容易刺激胃酸分泌，因此胃痛、胃酸过多者不宜食用豆制品。

（3）产气作用：食用过多的豆类会放屁很多人都知道，究其原因是由于豆类制品中含有较多的低聚糖，这些物质经肠道细菌分解后会产生大量的气体。

由以上可以看出，慢性胃病患者食用豆类及豆类制品还是应该谨慎为好。

以上洋洋洒洒说了很多，似乎胃病患者什么食物都不能吃，其实不然，胃病患者的进食还是有规律可循的，通过以上的叙述，使我们知道了食物对胃影响的机理，我们就可以根据自己的实际情况来确定如何挑选饮食了，当然，有以下几个原则可以供大家参考。

1. 胃痛戒酸甜，胃胀戒产气

就是说以胃痛为主的患者平时注意少吃酸味和甜味的食物；而胃胀为主的患者平时少吃容易产气的食物。

2. 胃以喜为补

每个人都有喜欢吃和不喜欢吃的东西，如果喜欢吃的东西就可以吃，不喜欢吃的或吃了以后不舒服的东西可以记录下来，以后少吃或不吃。

胃病易反复，需强正气

令很多胃病患者苦恼和疑惑的问题是，明明平时已经很注意了，不吃刺激性的东西，饮食也很规律，可胃病还是会经常复发，让这些“老胃病”们苦不堪言。

从中医的角度看，胃病一般可以分为两大类，一类是实证，一类是虚证。实证患者病情较急，症状比较重，但预后较好，病情不容易反复。虚证患者病程一般较长，虽然临床症状不一定很严重，但病情较容易反复，很多“老胃病”就属于虚证的情况。

虚证患者一般表现为：胃部疼痛不剧烈，以空

容易引起胃病反复的原因包括：喜欢吃刺激性食物、生活作息不规律、服用对胃有损伤的药物等。还有一点可能是大家都容易忽视的，那就是天气。有些病人明明已经很注意了，可胃病还是不明原因地复发，这就是天气在作怪。中医讲究天人合一，治疗疾病要因时制宜，可见天气对人体是有影响的。现代研究也发现，胃病患者的病情反复具有周期性，一般以晚秋和冬季较为多见。这是因为，夏季阳气较盛的时候，虚证患者可以借助外界的阳气来补充体内的阳气不足。天气转凉后，外界的阳气也不够了，患者无法从自然界吸收阳气，虚证的表现就愈发明显，从而造成了病情的反复。

腹或晚上疼痛为主，进食或饮水后疼痛可减轻；精神疲惫（或容易疲倦），胃口不佳，容易出现气短或不够气的情况，平时说话声音较低或懒于对答，容易出汗；大便偏烂，吃了生冷的东西容易出现胃痛反复（或容易出现腹泻）；四肢比较凉。这些表现在中医中都属于脾气虚或脾阳虚的范畴。

胃病的根治，还在于自身。中医认为“正气存内，邪不可干”，患者病情反复的关键在于人体正气的强弱。以下几个简单方法，能有效增强人体的正气。

1. 艾灸足三里

具体方法：将纯净的艾绒（中药房有售）用手搓捏成圆锥形的艾炷，先在双侧足三里穴位涂少量的凡士林或温水，以增加黏附作用，再放上艾炷点燃。当穴位的皮肤感到疼痛时，更换艾炷再灸。每天 1 ~ 2 次，每次 20 ~ 30 分钟。

2. 炖服参汤

参类药物有补气功效，长期饮用能够培补正气，调整体质。天气较热（夏季）时，以太子参为主；天气转凉后，可改为党参或红参；冬天则以高丽参为主，每人每次用 10 克左右的分量，可以适当加瘦肉、鸡肉等，每周炖服 2 ~ 3 次。

胡椒猪肚汤对平时怕冷的阳虚者较为合适。如果是怕冷不明显的气虚患者，夏季不宜食用，秋冬季节天气转凉时，则可考虑使用。

以上这些方法虽然简单，但非常实用，如果能坚持，不但能有效避免胃病的复发，还能增强体质。需注意的是：这些方法不是治病的方法，只是调理的方法，一定要坚持，不坚持就容易无功而返。另外，如果已经出现了胃痛等症状，还是应该先去医院诊治，接受正规的治疗后再进行调理。

足三里穴是胃经合穴，是四总穴之一，也是全身强壮穴之一，具有疏通经络、调和气血、强健脾胃等功能。脾胃虚寒的病人，长期对该穴进行艾灸，有明显的补虚祛寒作用。如果对艾的气味过敏，或寒象不严重者，按摩足三里也有类似的效果。

足三里穴：以膝盖髌骨为起点，沿胫骨直下三寸（相当于四个手指并拢的宽度），再往外侧一寸（相当于中指的第二指节那么长）。

食欲太好，可能是胃火惹的祸

打个比方说，胃就相当于煮饭的锅，胃中的“火”就相当于煤气炉的火苗，火太少就无法将饭煮熟，因此胃火不足的人，就会感觉胃内阻塞、胀满感，食欲下降，严重者甚至会出现呕吐，而且呕出来的食物都是没有消化的。如果胃中的“火”太厉害，锅里的饭就会加速煮熟，就会出现消化过度、要不停地加水加米的情况，病人就会觉得饿，想吃东西。这种情况，中医称之为“消谷善饥”。

食欲是反映一个人对食物的需求情况，它在一定程度上反映了一个人的健康情况。食欲不好固然不妙，食欲太好，有时也不见得是一件好事。

临床上有一些病人来看病，说自己的病状就是食欲太好，吃了很多东西，甚至每天吃四五顿饭，还是时常觉得很饿，怀疑自己是不是患了疳积。

疳积是中医的一种说法，是疳症和积滞的总称。疳症是指因喂养不当，造成脾胃受伤，并影响生长发育的病症，相当于营养障碍的慢性疾病。积滞是因乳食内积，脾胃受损而引起的肠胃疾病，临床以腹泻或便秘、呕吐、腹胀为主要症状。疳积是小孩常见的一种病症，因此这些病人的情况显然不会是疳积。

造成容易饥饿的疾病很多，如糖尿病、甲亢、消化性溃疡病等，都可能导致病人出现食欲增加，在治疗前要排除这些疾病因素。

临床上发现，这类病人一般精神很好，不像有病的样子，但有一些共同的特征，就是喜欢吃热气的东西，而且吃得很多，检查舌象会发现舌头很红，舌苔黄腻，同时脉象滑实有力。中医认为，这类病人并不是患有什么奇怪的疑难杂症，而是因为比较喜欢吃热气的东西，如红烧肉、油炸鸡翅、香炸花生米等，导致胃火亢盛，一般吃点清胃火的中药就能好转。

中医认为，胃是腐熟水谷的脏器。所谓腐熟，其实指的就是消化。在中医的理论看，胃之所以能消化食物，与胃中的“火”有很大的相关性。

造成胃火的原因有很多，总的来说，胃火分为实火和虚火两个方面。

治疗方面，要根据具体情况分析。

如果是实火，相对是比较好处理的。首先要减少热气、高蛋白高脂肪食物的摄入，并且要把情绪调整到比较平和的状态，这时大多数病人的症状会有一定程度的好转。如果还是不行，就可以用一些清胃火的食材调理一下，比如喝一些绿豆汤、荷叶汤、金银花水，或是吃降胃火的莲藕等食物，又或者喝一杯红萝卜甘蔗茅根水，这对胃火亢盛也有很好的调理作用。

至于那些因为情绪不佳、肝火旺盛引起的胃火，则可以选择喝菊花雪梨水来调理。如果患者症状比较严重，持续时间又比较长，还需要服用中药调理。

如果胃火属于虚火，其调理的时间相对要比较长，因为要给胃补充一些津液，这些人平时可以用石斛、麦冬、玉竹等养阴的食材煲汤喝，以达到调补降火的作用。

如果很明确是因为劳累或熬夜所致的胃火亢盛，病人也可以选择用西洋参来养阴、清退虚火。

如果是女性病人，则可能存在一定程度的血虚，这种胃火虚热，则可以用一定量的生地、熟地（各15克）煲猪骨汤喝，以达到养血清热的作用。

实火的来源，大多与饮食和情绪有关，如果饮食方面经常吃一些高蛋白、高脂肪、富含营养以及辛辣的食物，或是喜欢喝酒，这些人就容易产生胃的实火。

又或者是饮食虽然没有偏好高蛋白、高脂肪等，但平时性格比较急躁，容易发脾气，这会导致肝郁化火，肝胆之火，横逆犯胃，也会引起胃火。

虚火方面，主要与休息和体质有关。经常熬夜的人容易损伤阴津，从而使胃阴不足，造成胃火虚亢；由于阴津和血是同源的，因此那些思虑过多、劳伤心血的人以及女性，也常会因为阴血不足而造成胃火虚亢。

胃溃疡，别把小病拖大病

胃不仅消化食物，还不断分泌腐蚀剂——胃酸。正常人的胃有一层保护膜可以阻隔胃酸，一旦我们的胃出了毛病，导致胃酸过多或者保护膜被瓦解，胃酸就会穿过保护膜腐蚀胃，从而形成溃疡（糜烂）。

胃溃疡的病人常常会有反酸、胃灼热等症状，疼痛也是胃溃疡的主要症状，胃溃疡病人常在饭后1小时内疼痛，这常常是医生用作判断是否有溃疡胃溃疡是消化科十分常见的疾病。平均每5个男人和每10个女人中，就会有一人在一生中的某一个阶段患上这种病。近年来，随着生活节奏加快，越来越多的人患有胃溃疡，且多数为年轻人。

的重要依据之一。这种疼痛可与十二指肠溃疡区别，十二指肠溃疡病人常在两餐之间疼痛，特别是晚上睡觉之后常被痛醒。

平时完好无损的胃，为什么会患上溃疡呢？过多的胃酸是主要原因。还有一种讨厌的细菌是胃的天敌，它就是幽门螺旋杆菌，这种细菌不仅可引起慢性胃炎，也是胃溃疡的重要病因。一旦感染了幽门螺旋杆菌，它们就会在胃里扎根，不断刺激胃黏膜，促使胃炎转化为胃溃疡。

而对于年轻人来说，不良的生活习惯可以说是胃溃疡的重要原因。工作压力大，饮食不规律，三餐不定时，还特别喜欢吃重口味的食物，如过甜、过咸、过辣的食物，晚上加班熬夜，也有不少人爱喝浓咖啡，这些不良的生活习惯对胃的刺激非常大，极易患上溃疡。

有研究显示，多虑的人也更容易患胃溃疡。精神高度紧张、压力和忧虑、情绪沮丧以及长期过度的脑力活动，缺乏应有的休息与调节，都会诱发或加重胃溃疡，若不积极治疗则会导致大出血。

胃溃疡虽然不算是大病，但却容易反复发作，如果患者不重视、不治疗，溃疡面会越来越大，它还可能给10%~25%的病人带来严重的并发症，比如溃疡易引发大出血；溃疡导致的胃穿孔会引起急性腹膜炎；甚至会引起胃癌。

胃溃疡常见，很多人却并不知道这个病，也不以为然，当上腹部隐隐作痛的时候，不少人会以为是吃坏了肚子、吃得太急或者胃肠炎而已，很少人会想到这是胃溃疡作怪。有的人还可能以为是胃痛，干脆塞一片止痛药在嘴里，这不仅不能止痛，还可能加重胃痛。其实，胃溃疡很容易露出马脚，稍微对自己的身体有所关注，就会发觉，比如溃疡病人常会有反酸、胃灼热等症状，这是胃酸过多所致。病情严重的患者还会出现恶心、呕吐、黑便等症状。

胃溃疡在初期只有很小的病灶，如果不注意保护胃黏膜，溃疡就会越来越大，甚至溃疡穿孔，造成恶性后果。所以，生活中一定要注意保护胃，如果确诊为胃溃疡，拖着不治，反复发作，有可能导致疾病越来越严重。

胃溃疡容易反复发作，一般在冬春天气剧变时最容易出血。因此，反复出血的患者在治疗过程中，切勿以为出血停止或胃痛停止就无须再服药。其实，胃溃疡的常规疗程要 4~6 周。对于老年人、身体情况较差的患者，可能需要两个月的时间，最后复查胃镜证实溃疡已经愈合才能停药。如果不按疗程吃药，溃疡就会变成慢性化，遇到刺激就会出现反复，因此，按疗程治疗是预防溃疡反复的关键。

溃疡病之所以反复不愈，主要是由于胃黏膜的保护作用下降，溃疡不良愈合造成的，因此在生活中就要注意保护胃黏膜，

以下生活方式对胃黏膜可起到保护作用：

（1）限制吸烟、饮酒和喝咖啡，尤其是在空腹时不要喝不含糖、奶的咖啡（苦咖啡），要避免一切增加胃酸分泌和损伤胃黏膜的食物，如浓肉汁、鸡汤、鱼汤、辣椒、胡椒、咖喱和芥末等。

（2）避免饮用茶叶泡浸过久的茶水。

（3）避免过多服用水杨酸类药物（比如阿司匹林）。

（4）不要整日忧心忡忡、心情烦躁；避免生气，保持愉快的心情。

（5）多参加全身放松的活动，比如跳舞、打球等。

胃炎反复治，不如治反复

“胃病反复治，不如治反复”，这句广告词形象地反映了慢性胃炎的治疗现状，慢性胃炎是一种常见病，占接受胃镜检查病人的 90％以上，现在治疗本病的最大问题不是没有药物控制症状，而是无法控制病情反复。稍有不慎病情就会反复，一旦反复又需要数周才能好转，这种状况从心理和经济两方面给病人带来了很大的负担。因此，在门诊看病时，听到的最多的问题就是：我这个病平时应该注意什么？到底什么时候才能好呢？下面，我们就从中医

的角度，来跟大家谈谈造成慢性胃炎反复不愈的原因和应对方法。

1. 虚

经常有患者提到："我已经很注意了，什么都遵照医生的吩咐，也很注意饮食规律，甚至什么都不敢吃，但为什么病情还是经常反复呢？"

答案就是虚！

应对方法：

（1）坚持治疗：由于这种情况是体质因素所造成的，无论病人如何注意，都无法避免病情的反复，因此药物的治疗就显得非常重要了；尤其需要注意的是，药物治疗的目的不是改善一时的不舒服，而是为了从根本上改变患者的体质，因此疗程较长，一般要达到 3 ~ 6 个月，而且停药的标准不是病人没有不舒服了，而是医师根据中医四诊判断体虚的状态已经改善，因此不能随便停药。由于总疗程很长，因此不建议连续使用中药汤剂，最好的方法是先找一个中医给予一定时间（1 ~ 3 周）的汤剂或成药，待治疗有效，医生应该比较熟悉病人的体质情况了，然后再由医生根据病人的体质情况，推荐相应的中成药，连续服用 3 个月，一般每 1 个月应该复诊一次，以便医生掌握体质变化，决定停药的时间，如果 3 个月仍无法纠正体质者应该延长至 6 个月。

（2）分型食疗：由于治疗时间较长，因此食疗也是一个不错的选择，经常有患者问我："慢性胃炎应该喝什么汤水好？"其实这样的讲法是错误的，因为中医和西医不同，它的调理不是根据疾病，而是根据体质情况，即使是虚证，中医也分为气虚、血虚、阴虚、阳虚等，不同的虚所用的补品也就各不相同。比如沙参、麦冬对阴虚患者很好，但气虚

"虚"的特点

（1）多见于老年人、有慢性疾病的人以及平时身体比较虚弱的人。

（2）病情反复多发生于天气变化或劳累后。

（3）发病时症状表现并不严重，多以隐痛或微胀为主，喜按，经按摩可略舒服。

（4）伴有精神疲倦，胃口不是太好，严重者有怕冷的情况。

患者服用后就可能拉肚子，党参、黄芪对气虚患者较好，但阴虚患者服用后就会口干、烦躁、睡不着觉。所以我的建议是，在食疗之前应该先找一个中医判断一下自己的体质，然后请他根据体质情况推荐一些常用的食疗药物。一般2～3个月去复诊一下，看看体质有没有发生改变。另外，当气候变化时也要到医生处询问一下，因为中医调理很讲究“因时制宜”，比如气虚的病人在夏天选择大枣、党参较好，到冬天就可以选择红参、黄芪等较为温补的药物。

下面给大家提供一些常见的食疗方法，但需注意的是，一定要按照相应的体质证型来选用，否则可能得不偿失。

气虚型：舌淡、胃口差、大便偏烂、精神疲倦是本型的关键，具备3个条件就可以确诊。

白术15克，淮山15克，党参15克，可选择其中一到两种，用于煮粥或煲汤。

阳虚型：除气虚的表现外，应该还有怕冷或喜欢热的饮食。

胡椒炖猪肚，可按一般食谱介绍使用，胡椒用量以调味为度。

羊肉适量，有温阳的作用，可炖汤或吃火锅，一般于冬天服用。

阴虚型：口干、舌上少苔是本病的特点，部分患者可能还有失眠多梦或大便干结等情况。

西洋参10克，炖服或含服，也可炖鸡，注意西洋参偏凉，气虚患者不宜。

需要说明的问题：

以上食疗方法除特殊说明外，一般只与瘦肉搭配，当然，根据情况，也可跟鸡搭配，煮粥则没有太多禁忌，要与其他物品搭配请参考相关食谱。另外，

气虚型

糯米 100克

制法：煮粥，有养胃的功效，但糯米较难消化，因此粥宜较烂为好。

黄芪 30克

制法：煮粥或煲汤，可与水鸭同煲，气虚较明显者或冬天使用为佳，天气燥热时不宜食用。

阳虚型

大枣 5枚

制法：煮粥或煲汤，夏天服用比较合适。

红参或高丽参 10克

制法：根据病人承受程度炖服，冬天服用比较合适。

阴虚型

沙参 15克
麦冬 15克

制法：煮粥或煲汤，可选一到两种食用。

> **“湿”的特点**
>
> （1）可发生于任何年龄段的患者，但以中老年多见；也见于形体肥胖或工作环境比较潮湿不通风者以及平时嗜烟酒者。
>
> （2）病情反复，多发生于天气较潮湿的时候，如：初春、清明前后、夏天、春节前后（岭南地区）。
>
> （3）以胃部胀满感为主要不适。
>
> （4）伴有四肢沉重感，或全身重坠感，或头脑不清楚的感觉，胃口差，严重时有想呕的感觉，大便不爽，甚至有病人反映有大便黏在厕所里冲不下去的情况，舌苔厚。

对于贵重药材则以清炖为主，以免浪费。

花胶：很多患者提到食用花胶的问题，花胶又称鱼膘，古称“海八珍”，本身味甘，性平，富含胶原蛋白及多种维生素，能够促进胃黏膜修复，相对于糜烂、溃疡等效果较好。但本品过于滋腻，久服或过量服用会有消化不良的感觉，所以对于慢性胃炎患者来说应该根据具体情况来服用，如果以胃痛为主者可以考虑服用，如果以胃胀为主者则应注意服用次数及每次的量，服用后胃胀加重者应该停用。

猴头菇：猴头菇也是民间常用的护胃药物，本品性平味甘，有利五脏，助消化，滋补身体的作用，可用于各型胃炎患者。但我在看病时也发现有患者反映服用后没有效果，所以本品的服用也应该因人而异，如果连续服用1个月以上无明显效果者应停用。

2. 湿

大家可能都会有这样的感觉，湿气较重的天气我们都会觉得没有什么胃口，这是因为湿邪会影响脾胃的运化功能，所以，针对岭南地区来说，造成慢性胃炎反复不愈的第二大原因就是：湿！

应对方法：

（1）这类患者反复的季节性很强，过了相关的季节后很多人不用处理都可以自行好转，因此无需长期用药，在症状明显时可到医院根据病情给予1～2周中药治疗即可，如果症状不明显，可自行给予祛湿之品处理。

（2）由于患者有明显的季节性，所以为预防用药提供了可能，对于一些平时湿重的患者，在相关季节即将来临之时，先给予自行服用祛湿之品，能够有效控制病情反复。当然，同样是湿，中医也有湿浊和湿热之分。饮食治疗也应有相关的针对性。

湿热型：一般舌苔较黄，口苦，口干。

芦根 30 克，煮水代茶饮。

五花茶：扁豆花 15 克，鸡蛋花 15 克，木棉花 15 克，金银花 15 克，野菊花 15 克，煮水代茶饮。

湿浊型：一般舌苔白，口淡不渴，或渴也不想喝水。

薏苡仁 30 克，芡实 30 克，茯苓 30 克，煮粥或煲汤，可选一到两种使用。

3. 滞

前一段时间看过一个病人，每次发作都是胃部隐痛及胀满感，经用三五天的中药，症状就可以消失，但治疗了三四个月，都无法控制病情的反复。我百思不得其解，后来经过仔细询问病史，发现患者每次反复都跟外出进食（吃大餐）有关，如果在家里进食或饮食比较清淡时，症状就不会出现。现在大家生活水平都提高了，外出进餐的机会也很多，尤其是一些生意上的来往，中国人很多时候喜欢在饭桌上解决，于是就不可避免地带来了慢性胃炎反复发作的另一个原因：滞！通俗地来讲，就是消化不良！应对方法：

（1）病从口入，改善这种情况的根本办法就是管住自己的嘴。

（2）对于确实工作需要无法控制饮食者，保和丸是一种非常有效的中成药，其他一些帮助消化的药物也可以尝试使用：如健胃消食片等。

（3）食疗方面主要以消食为主，一般症状改善即可，不用久服。

萝卜 250 克，煮汤。

谷芽 50 克，麦芽 50 克，鸡内金 15 克，煮水代茶。

“滞”的特点

（1）一般发生于有条件经常外出进食者或家庭经济条件较好者。

（2）病情反复多发生于进食较多或进食了高蛋白（如海鲜）、高脂肪（如红烧肉、烧鹅、扣肉等）或油腻的食物后。

（3）以胃部胀满、食欲减退为主要不适，严重者甚至整天不吃东西也没有饥饿感。

（4）伴有嗳气、口臭、口中发酸、大便烂、大便中夹有不消化的食物。

“郁”的特点

（1）一般发生于中青年女性，尤其见于一些平时比较紧张、焦虑或对身体特别关心，对疾病特别担心的患者。

（2）病情反复多没有明显的规律性，与进食没有直接的关系，反而与心情有关，心情舒畅时所有的症状都可以减轻，不开心或思虑较重、工作压力过大时症状加重。

（3）胃部疼痛位置多不固定，呈游走性，很多患者伴有肝区疼痛或不适，但有关肝脏方面的检查不能发现异常的情况，有些以胃胀为主，但打嗝或嗳气后胃胀感可好转。

（4）部分患者喜欢叹气或深呼吸，而且觉得叹气或深呼吸后症状可减轻。

4. 郁

这是引起慢性胃炎反复发作的最复杂、最难治、最容易被患者忽视或最不被患者理解的一个原因。为什么这样说呢？因为在临床上经常见到这样一类病人，明明看上去是虚证，但一用补药就出现热气的表现，用通俗的话来说就是“虚不受补”，你说他热气吧，但一用清热的药物又会出现口淡等虚寒的症状；而且病情变化没有明显的规律可循，今天这里痛，明天那里胀，刚刚治好了胃胀，又出现胃痛，治好了胃痛，胃口又差了，之所以出现这种情况的原因就在于，病人症状的表现在肠胃，但其实病的根源在“心”。

应对方法：

（1）心病还要心药医，这类患者单纯使用药物治疗疗效并不确切，医生应对病情做合理的解释，打消患者的担心和忧虑，加强其战胜疾病的信心，同时指导其正确面对压力，调整心情是治疗的关键。

（2）对于病情较重或病程较长者，也可辅助中药治疗，比较好的中成药有逍遥散等。

（3）在食疗方面本型患者作用不大，但一些调整心情的调理方法可能会起到一定的作用，比如：瑜伽、听轻音乐、游泳、慢跑等都有一定的效果。

综上所述，虽然慢性胃炎的治疗是一个艰巨漫长的过程，但并非没有规律可循，也并非没有处理的办法，只要医生与病人能够相互协作，认真找寻其中的规律，为患者找到一条适合他的合理的治疗手段，相信慢性胃炎的反复问题也还是可以解决的。

胃食管反流病患者要消除“心病”

胃食管反流病主要是由于胃内容物（以胃酸为主，少数人会夹有胆盐）从胃反流进入食道，导致食道黏膜受到刺激以及损伤而出现的临床症状，因此，标准的西医治疗主要包括三方面的药物：

1. 制酸药

主要目的是减少胃内酸度，使反流上来的液体对食道的刺激减少，常用的药物为 PPI 类制酸药，包括奥美拉唑、兰索拉唑、雷贝拉唑等。

2. 动力药

主要目的是增加食道的排空能力，对抗反流，减少反流物在食道内的停留时间，常用的药物为胃肠动力药，包括吗丁啉、莫沙比利等。

3. 黏膜保护剂

主要是对抗胃酸以及希望在食道损伤部位形成一层保护膜，常见的药物有达喜、铝镁加混悬液等。

有一种特殊的情况，有患此疾病的患者在就诊时的各项检查是正常的，但病人却坚称自己存在疾病发生时的症状，这是怎么回事呢？

此类患者从临床症状上来看，确实存在有类似的疾病症状，但认真分析一下可以发现，跟典型的症状相比，表现出很多不同之处，这包括：

1. 发生的时间

由于反流是胃、十二指肠内容物向上达到食道的过程，因此一般反流的发生跟进食有关，进食过快、过饱时腹部压力升高，容易出现反流的情况，

胃食管反流病是一种由于胃、十二指肠内容物反流入食管而产生的疾病，它包括食管黏膜破损及无破损两种情况。这类患者主要的不舒服有：胸骨后不适、疼痛、烧心、反酸、咽下疼痛或咽下困难，部分病人会出现反复发作的哮喘、咳嗽、夜间呼吸暂停和咽喉炎等。

由于本病有时也会伴有焦虑，因此也有消化专科的医生会在标准治疗的基础上给予抗焦虑治疗，常用的药物包括百忧解、黛力新等，但这种药物一般属于辅助药物，在反流情况改善后可以逐步减量及停用，若患者停用后症状马上出现反复，考虑主要以心理问题为主。

而空腹时反流不容易出现。另外，反流的发生还跟食道所处的位置有关，白天坐、立、行走时食道位于胃的上面，食物由于重力的作用不容易反流，而夜间平卧时，食道与胃的相对位置变平甚至有时会出现胃的位置高于食道的情况，就会出现反流加重。因此一般反流发生在夜间比较多，尤其是深夜，很多患者会在睡觉的过程中因为反流引起的胸痛或咳嗽而惊醒；而此类患者虽然有反流的症状，但发生的时间及特点与胃食管反流病恰恰相反，因此从发生的时间上不像。

2. 持续的时间

正常人胃、十二指肠中的内容物不可能无休止地反流，因此一般反流引起的症状都呈阵发性，而此类患者却呈持续性的不舒服，是不符合真正的疾病症状的。

此类患者的疾病感觉究竟从何而来呢？其实也不是空穴来风，这种感觉多来自于患者的心理。由于胃食管反流病病程较长，治疗期间症状经常会反复，有 30% 的患者也会或多或少地出现对疾病的担心及焦虑，因此，如果去区分到底是由于本病引起的焦虑还是焦虑引起的类似症状对于医生来说有时也很困难。要真正知道是否疾病症状，通过食道压力测定和 24 小时酸（碱）测定检查就可以进行区分。如果检查是异常的，即使有焦虑的情绪也应该先治疗这种疾病，一般疾病治疗有效后焦虑会明显好转；如果检查是正常的，则说明患者的症状来源于心理和自己的异常感觉，这时就应该以心理治疗为主，而不应该继续治疗胃食管反流病。

二、缠人小病只惧好脾胃

治口臭要调理脏腑

在口臭的中医证型里面，热证占据了十分重要的位置，引起口臭的热证包括胃热、肠热、肝热、肺热四种，其中又以胃热最为多见。

口臭是一种很尴尬的社交障碍，经常会让人“敬而远之”。从中医角度来说，这是人体内部脏腑阴阳不平衡的表现。

1. 胃热

此类患者平时喜欢吃一些煎炸和热气的东西，爱吃肉类或饮酒。他们的胃口很好，但会有口干、喜欢喝冷水的情况。除此之外，也可以通过舌象来判断。一般来说，此类患者的舌质比较红，苔比较黄，有些人的舌苔还很厚，像是舌面上覆了一层黄色的膜。这类患者的口臭是相对比较严重的，可以用一清胶囊、清热消炎宁等中成药治疗。但药物不是最重要的，对于胃热的患者来说，饮食的调摄才是解决问题的关键。减少进食肉类及热气的东西，避免暴饮暴食，戒酒、有选择性地吃一些生菜、苦瓜等偏凉性的食物，这些都是根本的治疗方法。

2. 肠热

此类患者的病因和胃热者非常相似，唯一不同的是，他们伴有大便秘结或排便不顺畅。所以，通便治疗是解决这类患者口臭的关键。治疗方面，可选择麻仁润肠丸或一些具有轻泻作用的药物。如果患者已有很长时间的便秘，那建议他们最好到医院治疗便秘问题，不要长期使用泻药。调理方面，除了要与胃热型患者注意相同的问题以外，还应该勤喝水，以使大便通畅，缓解口臭。

引起口臭的原因很多，而且绝大部分口臭是口腔疾病引起的，这种情况经口腔科治疗可明显缓解，无须长期调理。所以，有顽固性口臭时，首先要到口腔科去检查有无口腔疾病，如牙龈炎、龋齿等。另外，一些特殊疾病如糖尿病、尿毒症、严重肝病、肺结核等，也会引起口臭，这种情况应着重对该疾病进行治疗，不要把所有希望都寄存在中医调理方面。

3. 肝热

此类患者性情多急躁，加上工作、生活压力大，容易导致心境不佳。他们主要表现为口臭，口干，口苦，咽干，性格易怒，容易出现偏头痛。这类患者最有“特色”的一点是，他们的口臭严重程度会随着心情的改变而有所不同。心情舒畅时，他们的口臭症状会轻一点，心情不佳时，他们的口臭症状就会加重。治疗方面，可选用丹栀逍遥丸等中成药，平时也可多喝有清肝热作用的菊花茶。要说明的是，心情的调摄才是治疗这类患者的关键。因为如果不能很好地调整心情，即使服药后症状有所减轻，口臭还是很容易反复的。另外，在空闲时多做深呼吸，这对缓解口臭也有一定的帮助。

4. 肺热

长期吸烟者，有慢性鼻炎、慢性咽喉炎的患者多属此类，他们主要表现为口臭伴口干、咽干、鼻干等，严重时还有咽喉肿痛，痰或鼻涕是黄色黏稠状的。治疗可选择夏桑菊等中成药，平时也可多饮茉莉花茶或白茅根竹蔗水。另外，嚼服橄榄也可以改善他们口臭的症状。若想根本改善这种情况，戒烟就是头等大事。烟不戒，病情是无法好转的。

也有一些患者平时已经非常注意饮食，并且也没有什么慢性疾病史，可口臭就是不能缓解。那是因为，除了热症会引起口臭以外，体虚也是一大原因。

最常见的是阴虚型，他们多是经常熬夜的人，或女性和老年人。他们的主要表现为口臭不严重，但时间很长，很难好转，同时有形体消瘦、腰膝酸软、口燥咽干、手心发热、容易出汗等症状。这类患者可选择六味地黄丸治疗，平时也可多吃西洋参，或用养阴的石斛泡茶喝。

总的来说，长期口臭的患者，需要共同注意的问题是：建立良好的饮食习惯；注意口腔的卫生；明确病因，对症治疗。

分清腹泻病因才能对症止泻

中医把腹泻称为“泄泻”，指排便次数增多，粪便稀薄，或泻出如水样。腹泻是临床上一种比较常见的症状，尤其易发于夏秋两季。

对腹泻的正确处理，应是分清原因，对症下药，达到真正止泻的目的。腹泻有急性和慢性的区别；根据外因不同，中医把急性腹泻分为寒湿泄泻（胃肠感冒）、湿热泄泻以及积滞泄泻（食滞）。夏天吃了凉东西拉肚子属于寒湿型腹泻；吃了火锅后拉肚子属于湿热型腹泻；吃多了不消化食物引起的拉肚子就是积滞腹泻。

有些人一出现腹泻就立即吃止泻药或者消炎药，这种做法不一定是对的。因为适当的腹泻是人体排出不需要的废物的一个过程，如果过早吃止泻药，这些废物和垃圾不能排出体外，反而会对身体造成不好的影响，中医称之为“闭门留寇”。同时，盲目使用抗生素不仅不一定能达到治疗效果，而且会对人体产生一定的不良影响，如黄连素会导致溶血性贫血，氟哌酸会损伤负重关节的软骨，18岁以前的青少年使用会影响长高。

1. 寒湿型腹泻

寒湿型腹泻又称为胃肠感冒，通常以外感寒湿为多，表现为大便清稀，肠鸣胀痛，身寒喜温，舌苔白腻，治疗时要从“解表利湿”入手，可服用藿香正气水。藿香正气水的主药是藿香，古人认为：藿香性温味辛，归脾、胃、肺经，有化湿、解暑、止呕之功，可治霍乱（上吐下泻）之疾，腹泻呕吐比较明显时，用藿香比较好。胃肠型感冒除腹泻、呕吐外，还会伴有怕冷、发热等外感症状，如果外感症状比较明显，可用藿香叶来代替藿香，因藿香叶比藿香解表的力量更强。要注意的是藿香正气水里含有酒精，对酒精过敏者及儿童、驾车人士不适合。

还有一个简单的方法可以治疗这种寒湿型腹泻，就是隔姜灸。

隔姜灸

材料：生姜一块，切成片；艾柱十枚。

灸法：姜片扎眼儿，置于神阙及天枢、中脘；再放艾柱，点燃，燃尽即可。

2. 湿热型腹泻

湿热型腹泻多是食用了性热之物使肠道积热所致，症状表现为大便色黄而臭，腹泻不已，粪质黏稠。湿热型腹泻同时具有热证和湿证的特点，热证为主的泻下较为急迫，《黄帝内经》说："暴注下迫，皆属于热。"而以湿为主的泻下则会表现为黏腻不爽，因为湿性黏腻重浊，严重的患者会出现大便黏滞，黏在厕兜中难以冲下，或擦屁股总是擦不干净的情况。

此类腹泻的治疗原则是清热祛湿，常用的成药有葛根芩连片、腹可安、喇叭正露丸等。另外，马齿苋有治疗下焦以及大肠湿热的功效，可以用来治疗此型腹泻。中医认为，水湿是造成腹泻的主要原因之一，使用利水作用的中药，如"车前草"，也可以减轻腹泻的症状。

湿热型腹泻

车前薏米粥

薏米 30克

车前草 15克

制法：薏米浸泡6~8小时；车前草用纱布包好，与薏米同煮粥，开锅后煮20分钟捞出。

3. 积滞腹泻

积滞腹泻是由于饮食停滞引起，这类患者的大便非常酸臭，多数夹有不消化的食物，胃口比较差，舌苔多厚腻；儿童则表现为排出泡沫或蛋花样大便。此类患者可服用有消滞作用的保济丸，还可以用10~15克番石榴叶来泡水喝，或煮水喝。番石榴叶是一种止泻药，对泻痢腹痛、食积腹胀有很好的疗效。番石榴叶比较清香，带点甘甜，小孩服用时可加入少量的糖，对药性也不会产生影响。

4. 久泻

这是一种没有明显诱因的慢性腹泻，西医称为肠易激，中医称之为“久泻”。

久泄的一般表现是：每天早餐前后都要大便三四次，便前会出现腹部疼痛或不适感，便后消失，排便比较急，大便以稀烂便为主，这种情况可以维持数年而不能痊愈，但肠镜检查多没有明显异常或仅仅提示结肠炎。虽然这种疾病不影响生命，但会给患者的日常生活带来很大的麻烦，而且，由于疾病维持时间长，容易反复，会加重患者的心理负担。

引起久泄的原因很多，包括心理、社会因素，消化道免疫因素，肠道感染、饮食因素等，如果能够做到生活规律、饮食规律、心情舒畅、不外出进食、不吃不卫生的食物等，本病是可以恢复的，但在现实社会中，要想做到上述的要求是非常困难的，那是否说本病就没有办法治疗了呢？并非如此，中医认为：“正气存内，邪不可干”，意思是说，虽然我们无法改变外界的影响因素，但如果能够加强自己的体质（增加正气），那么，即使有外界干扰因素存在时，也不会出现不舒服，那么针对本病我们应该如何调护呢？

中医认为，引起本病的主要原因是肝郁脾虚，而脾虚是治疗的关键，如果脾胃功能正常，就不会出现腹泻的症状。

一般来说，脾虚可分为脾气虚和脾阳虚两类，脾气虚的主要表现是：精神疲倦、没有食欲、大便稀烂、舌淡，平时可用党参、北芪等煲汤或服用补脾益肠丸等成药；脾阳虚除有脾气虚的表现外，还伴有怕冷，喜喝热水或吃热的食物，腹部受凉或进食冷的食物后会出现腹泻或腹泻情况加重。这种患者平时可食用胡

脾阳虚型腹泻

白胡椒煲猪肚汤

白胡椒、猪肚
味精、盐
白芝麻和酱油

制法：把猪肚反复用水冲洗净；白胡椒打碎，放入猪肚内，并留少许水分。然后将猪肚头尾用线扎紧，慢火煲1个小时以上至猪肚酥软，加盐调味即可。猪肚可切条装盘，再撒上白芝麻和鲜酱油佐餐。

四宝粥

莲子、山药
薏米、芡实各等分

制法：将材料打磨成粉，每次煮粥时放几勺。

椒煲猪肚、四宝粥，中成药方面可以选择固肠止泻丸。当然，还有一种更为方便的方法，就是灸法，平时可用艾条灸足三里。另外，参加三伏天和三九天的天灸也有温中健脾的作用，不妨一试。

有种腹胀是“心病”

腹胀的原因是非常复杂的，大致来看，可以分为气、水、包块三种情况，由气引起的腹胀一般叩上去像打鼓一样，良性的可能性大，一般不用担心；如果是水引起的腹胀，叩起来比较实，而且有流动感，这些一般是腹水的表现，需要抽取腹水检查其原因；而以包块为主的一般在腹部可以摸到包块，这就需要进行腹部CT检查了解包块的性质。对于腹胀的治疗都要明确病因，给予对因处理。

我在这里要谈的是一种与情绪有关的腹胀。

临床上，消化科医生经常碰到一类腹胀患者，他们经常是三番四次地看医生，但是胃镜、肠镜等各项检查结果都没有提示什么异常，医生都说没有什么大事，但就是解决不了肚子胀的问题，这到底是怎么回事呢？

这类患者的症状很相似，一般腹胀没有明显规律，通常不会发生在餐后，就是有时突然间感觉肚子就像吹气球一样鼓起来了，就“一肚子气”了，此时敲敲肚子，一准会“梆梆”响，弄得人坐也不是站也不是，甚至连弯腰都困难，遇上工作繁忙、压力大、不高兴的时候，更是难受，但有的时候打个饱嗝或放个屁又会好一些。

这种腹胀其实是一种“心病”，是情绪变化在胃肠上的表现。

正常情况下，胃肠道里是存有一定量的气体的。这些气体均匀地分布在胃肠道中，因此人体几乎不会有太多不适感。当人的情绪出现波动（紧张、焦虑、失落、抑郁等）时，胃肠道会随之出现痉挛性收缩，原本均匀分布的气体突然聚集到相对松弛的部位，从而引起腹胀。在气体通过嗳气、放屁排出后，腹胀的情况会有所缓解。需要注意的是，长期反复的情绪波动容易导致肠道运动能力下降，消化液分泌减少，加重消化不良的症状，使腹胀更容易发生，从而造成病情反复。

要治疗这种“心病”引起的腹胀，可以分三步走。

1. 心理调适

通过对疾病的宣教，使患者了解疾病的发生发展规律，减轻对疾病的担心，另外，在生活中，要注意放松心情，一般经过心理调适3个月后腹胀情况就能够明显好转了；如果自己无法控制自己的情绪，就有可能存在焦虑抑郁症的情况，需要到心理科进行心理测评，必要时需要同时使用抗焦虑药物。

2. 运动锻炼

适当的运动能够促进肠道运动，同时有放松心情的作用，慢跑、快步走都是不错的选择，也可以选择一些强身健体的保健操如太极拳、八段锦等。

3. 药物治疗

只有在以上两种措施都无效的情况下，才需要选择药物治疗，药物的选择分为中药和西药两个方面，西药方面比较简单，主要是对症消胀处理，可以使用胃肠动力药如吗丁啉、调节动力药物如马来酸曲美布汀片、帮助消化的药物如复方消化酶胶囊、消胀药物如二甲硅油片等。

中药方面就稍微复杂一些，中医认为情绪引起的腹胀主要是由于肝气不舒、气机不畅所致。如果以抑郁为主的，可以使用柴胡疏肝散疏肝理气，以烦躁为主的，可以使用丹栀逍遥散疏肝清热，伴有胃口不好的，则需要用逍遥散疏肝健脾。

小儿厌食，调理脾胃运化功能

中医认为小儿“脾常不足”，小儿厌食证的病因，一般与饮食不节，喂养不当或长期偏食，损伤脾胃运化功能，导致脾胃不和、受纳运化失健有关。另外，还可能与微量元素缺乏、消化系统或其他系统疾病的影响、环境因素、药物因素等有关。所以，合理的饮食是解决儿童厌食证的关键。其内容主要包括以下三个方面：

小儿厌食方

山楂制剂

包括山楂片、果丹皮等，山楂味甘酸，性温，具有开胃消滞的作用，是传统的消食积中药，而且味道酸酸甜甜，小孩容易接受。

西红柿鸡蛋汤

西红柿味甘、酸，性凉，具有清热生津、健胃消食的作用，对于食滞夹热气的小孩有很好的效果。西红柿250克，鸡蛋2个，按照平时煲汤的方法即可。

萝卜汤

萝卜味辛、甘，性凉，具有清热化痰、和中消滞的作用。用于食滞偏热气的小孩。萝卜300～400克，加水煮汤。

1. 避免拔苗助长

很多家长总怕孩子的营养不足，于是就拼命地给孩子进食大量的营养品以及高蛋白、高脂肪的食物；其实饮食如果超过了孩子的消化功能，反而使脾胃不和，受纳运化功能下降，从而造成或加重厌食的情况，所以，对于营养的补充应该以合适为度。

2. 避免强迫进食

大多数家长都会有这样的经验，叫小孩吃饭是一件很辛苦的事，于是，有些家长就会采用哄骗、打骂孩子的方法来强迫进食；但强迫进食会造成小孩肝气不舒，从而出现容易发脾气、吵闹等肝郁化火或消极抵抗、消化不良等肝郁伤脾的情况，这样即使勉强吃下去了，也不能有效地吸收营养，因此建议家长应该避免采用强迫手段迫使孩子进食，同时应该避免在进餐时管教孩子，防止产生逆反心理和不良刺激而加重厌食。

3. 避免过分纵容

跟强迫进食相反，有些家长会顺着小孩的意思进食，但是小孩自我调控能力不强，比较喜欢贪吃零食，容易造成饥饱无度的情况，这样很容易造成偏食，从而造成微量元素的缺乏，而微量元素的缺乏又是造成厌食证的原因。所以家长应该合理安排儿童的饮食谱，做到营养均衡，当然，可以在花式和味道上进行一些调整，使小孩能够主动接受去进食。另外，饮食要定时，不可吃太多零食，尤其是糖果或其他甜的东西。

如果通过饮食调控仍然无法改善厌食情况者可以适当给予一些饮食疗法及辅助治疗。

小儿厌食从根本上来说还是进食的问题，包括进食的理念、时间、数量、种类等多方面与小孩的需要不能契合，最终导致厌食的发生，因此，为人父母应该熟悉自己的孩子，给予小孩合理的饮食，这样厌食的情况自然会迎刃而解。对于长期厌食而且生长发育明显不良的小孩还是应该到医院检查，给予对症治疗比较合适，以免延误病情。

老年人厌食，先找病因再养脾

老人不想吃的问题比小孩不想吃的问题相对复杂一些，当老人出现食欲下降时，家人一定要重视，不能掉以轻心。

人的食欲主要与中医“脾”的运化功能有关，而食欲减退说明脾的运化功能出现下降，这种下降有些是正常的，有些是非正常的。所谓正常的食欲下降是指随着年纪的增大，人体五脏六腑的功能都会出现自然的衰退过程，所谓“年过四十，阴气自半”就是这个道理，但这种自然的衰退是一种缓慢的过程，而且不影响人的日常生活，所以不需要特殊处理，如果想调理的话可以选择一些健脾的药物如香砂六君子丸、补中益气丸、理中丸等或补肾的药物如肾气丸等。而非正常的食欲下降多数来得比较突然，常影响日常生活，会伴有其他的不适感，严重者可能会危及生命，所以中医有“有胃气则生，无胃气则死”的讲法。

厌食是消化道肿瘤的主要症状之一，尤其是老年人在厌食的同时伴有体重下降、营养不良、贫血、反复大便、潜血阳性等情况时，一定要先排除消化道肿瘤。在检查方面，如果合并症状比较明显，如合并有明显的胃痛或腹痛，胃镜或肠镜检查是最佳的选择，对于经济条件许可，又嫌胃肠镜比较痛苦的话，也可以先做个腹部CT看看；如果合

小儿厌食方

鸡内金粉

鸡内金味甘性平，具有健胃消食的作用，适用于各型的厌食小孩，每次2～3克，研粉冲服。

小儿七星茶

由薏米、谷芽、山楂、淡竹叶、钩藤、蝉蜕、甘草等组成，味甜，微苦，有定惊消滞的作用，每次半包至1包，温水冲服。

对于体内缺乏微量元素的应该给予一定的补充，不过，建议在医生指导下使用。

药物对食欲的影响也不能忽视，随着年纪的增大，很多老年人都是“百病缠身”，甚至会出现“吃药比吃饭还多”的情况。很多药物都会对胃有影响，因此在选择药物时最好查看一下药物说明书，尽量选择对胃影响较少的药物。如果确实需要使用的，可以考虑与胃黏膜保护剂共同使用。在药物中，感冒药和抗生素是最容易造成厌食情况的，对于感冒来说，建议使用中药代替西药，效果好而且副作用少。对于使用抗生素后出现的厌食想呕等情况，可以自己先使用小柴胡颗粒或用生姜和法半夏煮水来处理，一般都能够改善；如果仍然无法改善者，可以中药根据体质情况进行调理。

并症状不明显，也可以先抽血检查一下肿瘤标志物如CEA、CA199、CA125、CA242、CA50、AFP等。不管进行何种检查，都建议老人到医院就医，由医生根据情况进行判断并给出合理、系统的检查方案。当然，不是所有的厌食都由肿瘤引起，胆囊炎症、消化性溃疡病、糖尿病、功能性消化不良等都会引起厌食情况，这些疾病比较容易确诊，治疗起来也不困难，因此也不用担心。

会不会有厌食、消瘦、营养不良等表现但查不出疾病的时候呢？答案是肯定的，而且现在生活水平提高，老年人的自然保健意识也在明显地增强；但很多人反复进行检查都无法发现厌食的原因，因此而就诊消化科的不在少数。这是因为虽然食欲与“脾”的运化功能有关，但“脾”的运化功能要受到中医“肝”疏泄功能的调控。这里“脾”就类似一台机器，而“肝”就像机器的开关，开关不开机器是不能运转的。本来老年人退休后，工作压力消失，生活压力减少，应该比较开心才对，但现在随着“空巢老人”的增多，“啃老族”的出现，很多老人会因为经济拮据、生活孤独或亲人去世（爱人或子女）等原因而出现沮丧、压迫感和厌世等心理障碍。这种心理障碍在中医称之为“肝郁”，“肝郁克脾”，“脾”就不能很好地发挥其运化功能，而出现厌食的表现，由于进食过少，随着时间的推移，会逐渐出现营养不良、消瘦甚至贫血等情况，但使用现代医学检查手段很难发现其病因。对于这种情况要通过多方面调整才能帮老人恢复正常。家人应多陪老人外出散步、聊天，家人在一起聚餐也能很好地缓解老人的厌食情况。如果环境许可，老年人应该多参加社会活动，多与社区中其他人进行沟通及交流。对于症状比较轻的患者可以使用一些疏肝解郁的方药治疗，如逍遥丸、柴胡疏肝散等。食疗方面可以选择玫瑰花、合欢花等来泡茶；但对于情况比较严重的，尤其是出现性格怪异，甚至做出不可理喻的事情时，就需要到心理门诊进行诊治。一般经过规范治疗 2 周后患者的厌食情况会出现明显的好转。

其实引起老年厌食的原因远不止以上所说的内容，比如暴饮暴食、生活不规律、饮酒吸烟等都可能会出现厌食的情况，因此我们遇到老年厌食的情况，应该谨慎处理，首先找到引起厌食的原因，对因治疗才是最关键的。

“屁”是肠胃健康的晴雨表

人的身体里为什么会产生“屁”？源头来自两个方面，一方面是外来的气体产生屁，另一方面是自己产生的。

1. 外来的屁

我们都有这样的体会，喝了可乐等碳酸性饮料，经常会打个嗝，把气体从口里排出来，但是如果有些气体通过胃来到肠道里，最后从肛门排出来，就成了屁。这种屁就是外来的屁。另外，有的人在呼吸时或吞咽时，也会把一部分空气带进胃里，这些气体如果一路往下，直到肛门排出来，也成为屁。

有时候，我们身体里会产生一种气体，甚至还夹带有一些令人不是很愉快的味道，然后从肛门处排到体外，我们称之为“屁”。

这种屁和“饱嗝”一样，同是外来的气体，只不过不是从口中排出，而是在身体中旅游一趟后从肛门排出，因此被厌恶地称为“放屁”。不过值得庆幸的是，这种外部进来的气体，即使是从肛门里排出来，一般也没有什么臭味。

2. 体内产生的屁

更多的屁却是人体内产生的，是吃进去的食物在肠胃里消化或发酵时产生的。如果是食物中的糖原酵解而产生的屁，一般不太臭，例如番薯、芋头等东西吃多了，就经常排出这种由糖原酵解而产生的屁。

但如果是蛋白分解而产生的屁，那就会很臭。我们在日常生活中会发现，如果青菜腐烂了，菜叶黄了，还不会太臭，但如果一块肉腐烂了，味道就很臭。高蛋白食物分解时，会产生含氮、氨的气体，味道臭。所以，如果吃太多高蛋白食物，并且消化不好时，一些蛋白在肠胃里没有经过消化吸收，而是发酵分解，于是产生了气体。这种消化不良而产生的气体，就是很臭的臭屁。所以，喜欢吃肉而不喜欢吃菜的人放的屁可能比别人更臭些。

既然有了屁，也就说明肚子里有了一些没用的气体，自然要排出来。但也有人为了避免尴尬，经常忍住屁不放。这样做，也许是比较文明礼貌的做法，但是，并不是健康的做法。

如果体内有了气体，能否被排出，成为屁，关键在于肠道是否运转。肠道运转起来后，屁也就慢慢被推出来。但如果觉得某些场合不适合排屁，忍住不排，那么，这些含氮的气体在身体中待久了，对身体有不好的影响。因为当身体中有气体时，肠道会觉得不舒服，变得比较胀大。于是肠道努力运动，努力想把气体排出来。但人的意志力有时候也很强，当人的大脑觉得这时候不适合排气时，大脑就发出指令："关好门，不许排。"这样，肛门坚持不排气，但肛门其实坚持不了多久，能忍住不排气的原因，是肠道以倒退的方式把气运回去。这样如果次数多了，时间久了，很容易便秘。

当然，如果只是偶尔忍一下屁，例如在电梯间里，或一些紧闭的空间里忍一下，过后马上排出来，那么，忍屁对身体的影响并不大。而如果总是忍，而且一忍就是很长时间，例如开会时忍屁，时间太长，而且经常这样做，对身体并不好。

屁太多，总是令人受到困扰。屁多的原因，多数是消化不好，胃肠道消化吸收的能力较弱。也有少数人的肠道运行太快，放屁是一种过激反应，例如有人一紧张就爱放屁，这可能是肠道运动得快，把一次屁的气体分十几次排出来。不过还好，这种屁一般不会太臭。

屁很臭，最是困扰人了。如果是因为习惯吃太多高蛋白的东西，可以通过改变饮食结构来调节。不要吃太多湿热的东西，或不吃太多肥肉等高蛋白的东西，平常不要吃太饱，保持吃七八分饱的状态。

如果消化能力差而造成屁多，可以服用消化酶，加强肠道运动，或者吃点保和丸、山楂、谷麦芽等有助消化的药品。

慢性便秘，分型施膳

一般人的便秘多属于慢性功能性便秘的范畴，这种病也被称之为习惯性便秘、特发性便秘、功能性便秘、单纯性便秘等；一般是指各种原因所致的排便节律、排便习惯及粪便的性状改变，即排便次数减少，或排便困难和粪质干燥硬结或黏滞难排，症状至少持续 3 个月，经钡剂灌肠或肠镜检查未发现器质性病变者。本病可发生于任何年龄，但以中老年人发病率较高。中医则统称为“便秘”。

由于本病患者并无器质性病变，所以西医治疗的针对性不强；多数在症状严重时使用泻药治疗。但使用泻药，一方面老年人及体弱多病者使用后会有不适感，尤其是泻下力较强的药物，容易造成脱水情况的出现；另一方面，滥用泻药或灌肠，会使

虽然放屁经常是令人不悦的一件事，但也有例外，有的时候，有一种屁就最受人欢迎，那就是手术后的放屁。

每个做过大小手术的人都知道，一做完手术，医生总会关心地问病人：“放屁了吗？”如果放屁了，病人就可以开心地吃东西了，手术后的第一个屁，是每个手术者都特别期待的。因为屁能否被排出，关键在于肠道是否转动。但如果体内有很多气体，而肠道运动得不好，屁就会积累在里面。做手术时，肠道暂时不运动，手术完成后如果排气了，就说明肠道开始运转，也代表肠道恢复正常了。因此，这个屁，也就是衡量肠道运转的重要指标。

人体的自主排便反射削弱，造成排便的依赖性，从而出现泻后便秘加重的情况；而且，长期使用泻药还会出现诸如肠功能紊乱、大肠黑色病变等问题。相对而言，中医治疗慢性便秘则有一定的优势。

那么，中医又是如何治疗慢性便秘的呢？中医认为，慢性便秘以虚证为主，包括：阴虚便秘、气虚便秘（阳虚便秘）、血虚便秘等几个证型。下面我就分别谈谈具体的诊治情况：

阴虚便秘：本型是临床上最常见的便秘类型，老年人所患的便秘，多见于这一证型。本型患者多表现为便秘较为顽固，3 ~ 4 天大便一次，大便干结难下，腹痛不明显，形体较消瘦，有些人还可伴有心烦、失眠、头晕、耳鸣、胸闷、心慌等。可试用增液汤合六味地黄丸。成药方面可选用六味地黄丸（如有心烦、失眠、头晕、耳鸣等症状者可选用知柏地黄丸），每次 6 克，每日 3 次。

气虚便秘（阳虚便秘）：本型多见于长期卧床的病人或者平时缺乏锻炼的脑力劳动者。本型患者多表现为精神疲倦，少气懒言，容易疲劳，大便多不干结，虽想排便但无力排出；若气虚时间较长，且没有积极治疗，则会导致阳虚，表现为大便不畅，但粪不干硬，伴见腰酸背冷，小便多，夜尿频繁等。治疗方面，若气虚者可使用补中益气汤；阳虚者则使用济川煎加味。成药方面可选用便秘通口服液，每次 1 ~ 2 支，每日 3 次；本品具有益气温阳通便的作用，可作为长期调理之用。食疗方面可使用白术粥（白术 60 克，粳米 100 克；白术加入粳米中煮粥，煮至粥较烂，早晚分服）。

血虚便秘：本型平时不太多见，一些手术失血的病人、产妇、月经过多的妇女可能会出现此证型。

阴虚便秘

增液汤合六味地黄丸

生地 30 克
淮山 20 克
山萸肉 12 克
丹皮 12 克
泽泻 12 克
玄参 15 克
麦冬 15 克
火麻仁 30 克
柏子仁 15 克
瓜蒌仁 15 克

紫苏麻仁粥

紫苏子 10 ~ 15 克
麻子仁 10 ~ 15 克
粳米 100 克

制法：将苏子、麻子仁捣如泥，加水浸研，滤汁去渣，用粳米煮粥，早晚分服。

冰糖杏仁糊

南杏 15 克
北杏 3 克
大米 50 克

制法：大米清水泡软，与南、北杏（清水泡软去皮）一起捣烂，加清水及冰糖适量煮成稠糊服食。

本型患者多表现为大便干结，面色较白，容易头晕等，可使用润肠丸。成药方面可选用归脾丸，每次 6 克，每日 3 次；或八珍冲剂，每次 1 包，每日 3 次。食疗方面可使用蜂蜜桑葚膏（取新鲜桑葚，擂烂，用纱布过滤取汁，放瓦锅里煮，稍浓缩后加入蜂蜜适量，不断搅匀，煮成膏状，冷却后瓶贮备用。早晚各服 1 ～ 2 汤匙，开水送服）。

除了药（食）物治疗外，平时的饮食及生活调理也很重要。（1）平时应注意多喝开水，每天清晨可喝温开水或盐开水一杯；（2）纠正不良的进食习惯，不偏食，食物应粗细搭配，注意食用各种小杂粮、糙米，多食用富含纤维素的蔬菜、水果，诸如芹菜、韭菜、菠菜、萝卜、香蕉、梨子等，还可进食富含油脂、性质滑利的食品，如黑芝麻、麻子仁、松子仁、郁李仁、杏仁、葵花籽、阿胶、蜂蜜等；（3）养成每日定时排便的习惯，体弱、活动少者可加强排便动作（肛门括约肌一收一放）的锻炼以及腹肌锻炼；（4）定时按摩腹部，从右下腹沿结肠方向，向上、向左、向下循环按摩，反复多次，直至排便时停止；（5）适当参加体育锻炼及劳动，使人体内气机流畅，大肠传导得以改善。

中医治疗便秘的特点在于强调整体观念、辨证施治以及养生调摄，采取综合措施，药膳同用；在解除便秘的同时，可使紊乱的肠功能得到调整；而且可长期服用，无毒副作用。所以经过一段时间的治疗和调理，便秘便可完全缓解。

肥胖患者可用茶疗健运脾胃

中医认为，“肥人多痰”，肥胖的主要原因是脾胃受损，运化失常，痰湿内生，因此，肥胖的治

气虚便秘

补中益气汤

黄芪 18 克
党参 15 克
白术 60 克
当归 12 克
陈皮 10 克
升麻 9 克
柴胡 10 克
羌活 12 克
防风 12 克

济川煎加味

当归 15 克
牛膝 15 克
肉苁蓉 30 克
泽泻 12 克
升麻 10 克
枳壳 12 克
熟地 30 克
党参 15 克

血虚便秘

润肠丸

火麻仁 30 克
当归 15 克
桃仁 12 克
羌活 12 克
肉苁蓉 30 克
生地 30 克
何首乌 30 克

肥胖茶疗方

薏仁茶

熟薏米粉 5克

制法：用温开水冲服，早晚两次，饭后服用。

茯苓茶

茯苓 10克
炙甘草 3克
白术 6克

制法：以上三味，共研为细末，以水冲泡，代茶饮。

疗多从健运脾胃、化痰除湿处着手。

以下有两款适合肥胖的茶疗方：

薏仁茶，中医认为薏仁性味甘淡微寒，有利水消肿、健脾去湿之效，能够同时处理引起肥胖的两大主要环节，现在很多人拿来减肥，《本草纲目》中记载：薏米能“健脾益胃，补肺清热，去风胜湿。炊饭食，治冷气。煎饮，利小便热淋”。

薏仁主要成分为蛋白质、维生素 B_1、维生素 B_2，有使皮肤光滑、减少皱纹、消除色素斑点的功效，长期饮用，能治疗褐斑、雀斑、面疱，使斑点消失并滋润肌肤。而且它能促进体内血液和水分的新陈代谢，有利尿、消水肿的作用，也被当作节食用品。

茯苓茶，中医认为茯苓味甘、淡，性平。有渗湿利水，健脾和胃，宁心安神之效。与调补脾胃的炙甘草、白术同用，可以达到健脾祛湿之效。《世补斋医书》有云：“茯苓一味为治痰主药。痰之本，水也，茯苓可以利水；痰之动，湿也，茯苓有可行湿。”以为其化痰之功实与利水渗湿有关，不无道理。然则利水渗湿之品，并非均能化痰，则茯苓之用，亦有所特殊者。

三、治肝病从调脾胃入手

养肝离不开养脾胃

养肝先护脾胃，从现代医学角度来说也是有道理的。肝病患者，最早出现的往往是胃口变差、恶心、腹胀、厌油等胃肠道症状，而不是黄疸、肝区疼痛等肝脏“自身”的症状。

其实，人体是一个整体，肝脏有问题，并不仅仅影响脾胃，其他脏腑也会受到影响。古人独独对脾胃非常重视，这和脾胃自身的功能密切相关。在中医看来，脾胃的功能是人体获得一切营养物质的条件，没有了营养物质，生存都成问题，更不要说治疗疾病了。所以，脾胃是人体日常生活、活动的根本(后天)。

对肝病患者来说，肝细胞的再生跟身体的营养状况是密切相关的。慢性肝病患者本身消化能力就比较差，假如此时没有及时得到营养的补充，其病情的恢复就会受到限制。

除此之外，调理脾胃对治疗肝病还有两点作用：（1）“先实未受邪之地”，也就是先稳定未被敌人攻击的后方，从而稳定自己的根基，为持久作战(治疗)打下基础；（2）截断病情的发展，既然疾病的传变规律是这样的，那么稳定脾胃功能就可以使疾病不再加重。

调理脾胃不是要多吃补品，多吃一些滋补的“好东西”。不然，医生也不会要求肝病患者尽量少吃油腻的东西，多吃清淡的东西。因为古人所讲的是“当先实脾”，并不是说“当先补脾”。“实”是一个很广泛的概念，只要是能使脾胃功能保持正常、不受邪气侵犯的措施，都可以算是“实”。

那么，对肝病患者来说，具体又应该如何养护脾胃呢？我们可从以下两个方面来区别对待：

(1)病程　中医认为，新病者多湿热。这说明，得病时间短的患者，他们一开始多数是以实证为主的，以湿热者多见。湿热会影响脾胃运化功能，从而出现口干、口苦、口臭、恶心、腹胀、大便排出不爽等症状。他们的舌质一般偏红，苔白腻或黄厚腻。这时清热利湿就是“实脾”的方法，因此这类患者

医圣张仲景在《金匮要略》一书中提到：“夫治未病者，见肝之病，知肝传脾，当先实脾，四季脾旺不受邪，即勿补之。中工不晓相传，见肝之病，不解实脾，唯治肝也。”意思是：高明的医生见到肝病(这里的肝是中医所讲的肝脏系统，与西医的肝还是有一些区别的)，就应该想到它会影响到脾胃，应该首先顾护、调理脾胃；假如脾气旺盛，不受邪气侵犯，就不用去补它。医术一般的医生见到肝的问题，不知道从调理脾胃着手，只知道治疗肝。

适宜用一些黄连、黄芩、车前草、鸡骨草、布渣叶、土茯苓等清热利湿的药物。当然，茵陈蒿、溪黄草、田基黄等清肝胆湿热的药物也是对症的。

久病但原本身体就虚弱的患者，到了疾病的后期，可能会出现倦怠、纳差、大便稀烂等情况，这时就要使用健运脾胃的药物，如四君子汤、陈夏六君子汤、香砂六君子汤等，使脾胃运化正常，从而有效地缓解症状。

（2）体质 中医治病讲究三因制宜，即因时制宜、因地制宜、因人制宜。可见不同的人即使得了同样的疾病，在处理方法上也是不同的。

比如前面所说的"新病"一般以湿热为主，但假如患者平时身体就比较虚弱，属于脾胃虚弱型的话，那他很可能就不会表现出明显的热象，反而表现为以湿为主的情况，如头重身困、倦怠乏力、腹胀、不想吃东西等。这时，我们在治疗方面就要知道变通，不是以清热为主，而是要以祛湿健脾为主。此时，常用的药物就变成薏米、藿香、茯苓、白术、苍术等。

久病的患者，假如其身体状况之前一直比较好，忽然出现胃口不好、厌油等症状，那多数是因为脾胃不能有效地运化食物，这种情况也可能与患者过早过多进补导致食滞有关。所以，这时的治疗应以消食导滞为主，用的药多是鸡内金、谷芽、麦芽、神曲等。

除此之外，肝病患者对于脾胃的调理还跟天气（春夏养阳，秋冬养阴）、居住环境（岭南多湿）、饮食特点（酒客多湿）等有关。所以，以上所讲的仅限于一般的调理。假如要治疗疾病，还是应该根据中医的辨证结果来使用药物或食疗。

中药补益脾胃治乙肝

"物美价廉"的中药能治疗乙肝吗？答案是："能"。

首先，大量的科学研究发现，很多单味中药，如板蓝根、茵陈、白花蛇舌草、虎杖、金钱草、柴胡、栀子、黄连、车钱子、板蓝根、蒲公英等，在体外试验中都已经证实了对乙肝病毒有抑制作用。其次，中药提取物——苦参素，目前已经运用于治疗慢性乙型肝炎的临床中。应该说，抑制乙肝病毒，中药是大有应用前景的。更重要的是，中药治疗乙肝的作用机理并不仅仅局限于对病毒的杀伤作用，而且可以通过调节机体的免疫系统，改善机体的免疫功能，这样就能依靠机体本身的抗病毒能力达到治疗的目的。

中医治乙肝，主要是从湿、郁、虚三个方面着手。

人体就像个城堡，城堡里出了些奸细（乙肝病毒），到处破坏城堡的设施，我们不仅要把奸细给清除了，还要把被破坏的设施给修补回来，这点是单纯的抗病毒西药尚不能具备的。再者，慢性肝炎患者虽然不一定会使患者感到不适，但它一旦向肝硬化转变，就会对患者的日常生活造成很大的困扰。所以，如果能够阻止这种转化过程，就可以有效提高肝炎患者的生活质量，而在这方面，中医药有明显的优势。

1. 湿

中医认为，乙肝病毒属于一种“湿热疫毒”的邪气。临床研究也发现，湿热阻滞是慢性乙型肝炎最主要的中医临床证型。溪黄草、茵陈蒿等众所周知能治疗乙肝的中草药，就是针对湿热的。中医还认为，湿性黏腻，缠绵难去，因而容易造成病程延长，形成慢性病。所以说湿邪不去，肝炎是无法痊愈的。虽然如此，但不是每个肝炎病人都要用溪黄草、茵陈蒿祛湿的。

湿邪一般分为湿热和湿浊两种。

（1）湿热　这类患者比较多，表现为口干、口苦，喜欢喝冷水，吃了煎炸的东西容易上火，小便比较黄，舌苔黄、厚、腻。这类患者在治疗方面一般选用茵陈蒿汤、龙胆泻肝汤为主方，再酌情加减药物治疗。中成药方面，可选用龙胆泻肝丸、溪黄草冲剂、双虎清肝颗粒、乙肝清热解毒颗粒等。食疗方面，平时可用溪黄草、茵陈蒿、板蓝根、田基黄、鸡骨草、布渣叶等清热利湿的中药煲汤，或煮水代茶喝。

（2）湿浊　这类患者相对少。他们与湿热患者的区别是，舌苔虽然厚腻但不黄；也有口干口苦，但却不喜欢喝水。最主要、最有代表性的是，他们有明显的身体困重感，每天都觉得很累，好像背着很重的东西。湿浊患者，胃口一般都比较差，严重者还有口中发黏的感觉，大便也是偏烂的。治疗方面，一般会选用胃苓汤、藿朴夏苓汤等。中成药方面，可选用利湿散、健脾祛湿冲剂等。作为饮食调理，最值得一提的就是土茯苓煲龟，它有祛湿清浊的作用。当然，经济条件不好的，平时可以用薏米、茯苓等来煲汤或煲糖水，效果也还是不错的。

湿浊患者千万不能用治疗湿热的药物，否则会损伤脾胃，使湿浊更难祛除。

2. 郁

郁就是肝气郁结，也就是平时所讲的不开心。如果说不开心会得肝炎大家肯定会说没道理。没错，不开心是不会得肝炎的，但得了肝炎肯定会不开心。中医认为："肝主疏泄，为风木之脏，其性刚暴，喜条达而恶抑郁。"所以，肝炎病毒侵犯肝脏，首先会抑制肝气的疏泄，这就是肝炎患者不开心的病理基础。

临床上常有一些患者，他们的各项检查都在正常范围内，但总觉得有些不舒服，比如觉得很累，没有食欲，或者肝区有顶胀的感觉等等。这些表现虽然各有特点，但有一个共同点——对病情的担心。另一个特点就是，不适的症状跟心情有关。如果很忙，或者有别的事情在做，患者一般没有不适的感觉，静下来的时候，不适的感觉就突然很明显。这类患者的治疗其实并不困难，困难的是对于这种状态的认识和自我调控。柴胡疏肝散对肝气郁结还是有比较好的作用的，如果爱发脾气，就可以用丹栀逍遥散；胃口不好的，就用逍遥散。此类患者，饮食调理的

乙肝治疗

湿热患者注意

①不能过早使用滋补药品。湿热的祛除是一个相当长的过程，有些慢性肝炎的患者，连续用了3个月的药，舌苔才褪干净。如果没把湿热祛除干净就过早使用补品，不仅不能改善患者的身体素质，反而会使湿热的情况加重。

②要定期到医院复诊。清热祛湿的药物相对比较苦寒，有损伤脾胃的可能，因此患者服用一段时间后，应该到医院找医生看舌查脉，了解湿热是否已经祛除干净。如果是，就不要再继续服用那些药物，以免损伤人体的正气。

作用不大，最关键的还是要解决如何客观看待乙肝治疗的问题。

3. 虚

一般说来，虚证多见于久病、得不到很好治疗的患者；也有一部分是先天不足引起的。慢性乙型肝炎患者的虚是比较特殊的，它的虚一个来源于“天灾”，一个来源于“人祸”。

“天灾”是土壤不好，那就给土壤“增肥”——补益脾胃。脾胃虚弱的患者常表现为没有胃口、精神疲倦。他跟湿浊患者的临床表现有点相似，但脾虚患者的主要感觉是虚弱，没有困重。而且最关键的一点是，这类患者的舌苔一般都不厚腻。治疗方面，四君子汤或香砂六君子汤是比较好的选择。中成药方面，香砂六君子丸、补中益气丸也是不错的。平时用党参、黄芪、白术、大枣等药物煲汤或煮粥，也可以达到饮食调理的作用。

慢性乙型肝炎的治疗是相当复杂，前面我们所讲的都是针对疾病的早、中期进行的简单分型处理。对于已经出现肝硬化或其他并发症等复杂情况，还是应该到医院仔细诊治更为合适。

中医认为，肝属木，脾属土，肝病会损伤脾胃功能，而脾胃功能不好，营养吸收不良，反过来自然就会影响肝脏。土壤贫瘠，树木当然就无法生长繁茂，这就是所谓的“天灾”。所谓的“人祸”，是指过用、滥用清热利湿的药物。因此，肝病的虚证治疗首先要避免“人祸”，然后处理“天灾”。

脂肪肝患者控制饮食给肝脏“减肥”

脂肪肝是由于肝内脂肪积聚超过正常范围，使脂肪空泡充满于肝细胞中，从而导致肝细胞肿胀变大，肝脏弥漫性肿大，引起肝功能的异常，出现类似肝炎的症状的一种疾病。简单形象地说来，脂肪肝就是肝细胞和肝脏“长胖”了。

但是，有些患者体重并未超标，而且平时也很少吃油腻的食物，再加上注意锻炼，为什么还是会得此病呢？其实，引起脂肪肝的原因是多样的，除了平时大家都熟悉的饮食因素外，还有中毒、怀孕、糖尿病以及一些特殊的疾病等因素均可以产生脂肪肝，当然，这些情况都是很少见的。

现代研究证实，酒精是引起脂肪肝的主要原因，甚至超过饮食因素，75%~95% 的慢性嗜酒者都有肝脏的脂肪浸润；也就是说，大部分的“酒鬼”的肝脏都“长胖”了，只不过由于脂肪肝的早期多数没有不舒服的感觉，不容易被人察觉，而且这个病在中国的发病率不高，甚至是部分医生也经常会忽视对它的诊断。

脂肪肝的罪魁祸首是喝酒，有的人简直就是“革命的小酒天天醉”，有时是自己想喝，有时是不得不喝，每天少则二三两，多则七八两，时间一久，就被脂肪肝缠上了。

得了脂肪肝，有没有生命危险呢？跟我们平时比较熟悉的乙型肝炎、肝硬化、肝癌等病相比，脂肪肝对人体的影响是比较小的；而且这种病是可逆的，也就是说，它是可以完全治好的。

脂肪肝的治疗除了吃药以外，还有其他方面也应注意。

人的脂肪过多需要减肥，肝脏的脂肪过多也需要“减肥”。正如人类的减肥需要多方面综合处理一样，肝脏的“减肥”也需要“多管齐下”才行。首先，必须戒酒，包括所有含有酒精的饮料和食物均必须戒除，这是本病治疗的关键所在。其次，正如人的减肥一样，肝脏的“减肥”也需要控制饮食，尤其是肥腻多油的食物以及一些平时讲的“垃圾食品(即高脂肪、高热量、高胆固醇、低维生素的食品)”，多进食蔬菜、天然食品。一般的脂肪肝经过这样的调理后可完全恢复正常；但如果病人已经出现肝功能异常（如出现转氨酶升高），就必须服药治疗，如果不能及时服药控制病情的话，脂肪肝也是会发展成为肝硬化的，到那时，就后悔莫及了。

肝炎患者要重日常调理

中医认为：肝主生发、条达，在五行中属木，树木在春夏时生长繁茂，秋冬时凋零萧瑟。同样地，肝病多在春夏时病情缓解，秋冬时病情加重，因而肝炎患者在秋冬季节时一定要注意调养身体。

1. 民以食为天

肝炎患者在吃的方面并没有太多禁忌，只有一些小地方需要注意：

（1）戒酒。中医认为，酒性湿热，与岭南湿热之气候同气相求，容易伤肝，而且，酒精能直接损伤肝细胞，因此肝炎患者要“避而远之”。这里所讲的酒包括所有含酒精的饮品，如啤酒、黄酒、药酒等，当然，煮菜煮鱼等作为调味之用者不在此限。

（2）量体而行。这里的量体指的是根据人的体质来决定自己的饮食方向，从大的方面讲，就是区分自己是寒底还是热底就行了，这样有助于选择适合自己调理的食谱。这种选择是指在正常饮食情况下做出的选择，而不是根据自己的体质而选择抛弃一类食物（如寒底的人不吃寒凉食物，热底的人不吃性温热的食物）。

（3）合理搭配。肝细胞的再生，肝功能的改善，与足够的营养是分不开的。肝炎患者的食物应以一定数量的蛋白质为主，配合碳水化合物和新鲜的蔬菜水果，使身体所需的营养物质都能够充足。不过要注意的是，由于肝脏功能下降，脂肪的代谢可能会受到影响，而且，过多的脂肪摄入会加重肝脏的负担，所以，应该限制高脂肪和高胆固醇的食物如动物内脏及各种蛋黄等。另外，经常有患者认为蔬菜属寒凉之品，会损伤肠胃，从而不敢食用。其实如果能够做到合理搭配，食物的寒热之性是可以控

治疗脂肪肝服用的药物主要包括两个方面：

一方面是保护肝脏的药物，这类药物很多，有联苯双酯、健肝灵、肝泰乐、肝复乐、五酯胶囊、复方木鸡冲剂等中成药，还有维生素等西药，可选择使用。

另一方面，是给肝脏“减肥”的降脂药，常见的药物有：舒降之、力平之、美降脂、月见草油等；另外，中药对脂肪肝的治疗也有一定的效果，但需要服用较长的时间。

制的，它远没有中药那么明显，而且，如果长期不进食蔬菜，会引起维生素缺乏，也不利于肝炎的治疗。

2. 关于运动

肝炎患者能否运动是个众说纷纭的话题。有些人认为，运动会加重肝脏负荷，对疾病的恢复不利，因此肝炎患者需要静养；有些人又说，生命在于运动，正所谓“流水不腐，户枢不蠹”。但实际上，从中医的角度看，肝炎患者确实不适合进行剧烈的、长时间的运动，尤其是竞技性运动，如马拉松、各种球类比赛，但一般性的活动还是可以参加的。对于年轻的学生来说，偶尔打打篮球、踢踢足球也是可以的，但应该以不疲乏和不劳累为度。当然，平时的规律运动，应该是相对比较温和的，如散步、慢跑、游泳、太极拳等都是不错的选择。

中医认为，“久卧伤气”，所以肝炎患者也还是需要适当地运动的。至于静养的问题，其实是有标准的，一般肝功能（谷丙转氨酶）超过正常的2倍（80U/L）时，患者就应该避免剧烈劳动；超过3倍（120U/L）时，患者就应该以休息为主，不宜操劳；超过5倍（200U/L）以上时，患者就应该乖乖地躺在床上，作“两耳不闻窗外事”状。

3. 生活习惯

不知大家有没有注意过，熬完夜的人脸色一般都很难看的，呈青色。中医认为，青色是肝的本色，所以熬夜是非常伤肝的。也许有人会说，我晚上熬夜白天补回一觉不就完了吗？其实不然，现代医学研究发现，肝细胞再生的时间主要是在凌晨，错过了这个时间段，损伤的肝细胞是不会再生的，所以白天补觉虽然可以恢复体力，但不能使损伤的肝细胞得到很好的再生。

对肝炎患者来说，长期熬夜是很容易使病情加重的，所以，建议最好在晚上12点之前入睡。

4. 情绪

中医把心情不舒畅的情况叫做“肝郁”，长期的精神压力对肝细胞的恢复是不利的。要想做到心情舒畅，关键在于要抓住一个“平”字。中医治疗在很多时候是为了维护机体内的动态平衡，我们在日常生活中也应该这样，比如：什么东西都吃一点，但不要过量，这是平；什么活动都参加一些，但不要过劳，这也是平；什么经历都尝试一下，但不要执着，这更是平。在战略上，我们对疾病要高度重视，对于禁止的事情一定要坚持避免，但在战术上，我们要轻视敌人，不让它成为我们人生的一个阴影、一个负担，不让它影响我们的正常生活，这就是肝炎患者日常调护的最高境界。

病毒性肝炎的食疗

病毒性肝炎是由肝炎病毒引起的一种常见的消化道疾病，具有传染性强、传播途径复杂、流行面广泛、发病率较高等特点。肝炎病毒主要分甲型、乙型、丙型、丁型和戊型五种，根据临床表现可分为急性肝炎和慢性肝炎。急性肝炎表现为急性黄疸型肝炎和急性无黄疸型肝炎。慢性肝炎一般指肝脏炎症达6个月以上而未痊愈的肝脏疾病，临床上主要表现为低热、乏力、食欲减退、恶心、呕吐、腹胀、便秘或腹泻、肝大及肝功能损害，部分病人可有黄疸和发热，有些患者出现荨麻疹、关节痛或上呼吸道症状。

对于病毒性肝炎的患者，饮食应少量多餐，清淡，易消化，干稀搭配。经常选清淡、少油、易消化吸收的烹调方法，如拌、汆、蒸炖、滑熘等；不宜选用煎炸、熏烤、腌制；适当增加绿叶蔬菜；多饮水和果汁，保持大便通畅。日常可用食物有：谷类、脱脂奶类、水产品、瘦肉、大豆和豆制品、绿叶蔬菜、水果、适量植物油。不宜选用的食物有：肥肉、糕点、动物油、酒、烟、刺激性食物和调味品、粗纤维和坚硬食物。

病毒性肝炎的食疗

鸡骨草煲田螺汤

田螺 250~400克

生姜 3片

鸡骨草 30~60克

制法：先用清水浸养田螺24~48小时，且勤换清水去除泥污，再用菜刀斩去田螺笃少许；鸡骨草洗净，稍浸泡。一起与生姜放进瓦煲内，加入清水2000毫升，武火滚沸后，改为文火煲2小时，调入适量食盐便可。此量可供2~3人食用。宜每周2~3次。

功效：利湿热、祛黄疸、舒肝气。适用于传染性黄疸肝炎、慢性肝炎和早期肝硬化的辅助治疗，同时还可辅助治疗膀胱湿热引起的小便刺痛等疾患。

蛇舌草白芍煲猪瘦肉

猪瘦肉 400克
生姜 3片
蛇舌草 25克
白芍 30克
党参 30克
杞子 15克
水蛭 5克

制法：各物洗净，一起放进瓦煲内，加入清水2500毫升（10碗量），武火煲沸后，改文火煲2小时，调入适量食盐便可。此量可供3~4人用。

功效：清热解毒、利水消肿。蛇舌草性凉，味甘、苦，能清热解毒、利湿、止痛。白芍性微寒，味苦、酸，能养血柔肝、缓急止痛。方中还有性平、能破瘀血、通经的水蛭，补中益气、健脾益肺的党参，配伍滋阴益髓的猪瘦肉，能减缓药物之凉性，溢引其药性。因而此汤略带中药气味但仍清润可口，能清热解毒、利水消肿，可作肝硬化等肝病辅助治疗。

丹参煲田鸡汤

田鸡1~2只（约400克）
冰糖 适量
丹参 20克

制法：丹参稍浸泡洗净；田鸡宰洗净连皮一起与丹参放进瓦煲内，加入清水1500毫升，武火滚沸后，改为文火煲两个半小时，弃丹参，加入冰糖适量，稍滚即可。此量可供1人用，宜上下午各1次，作防治用宜每周2~3次。

功效：活血祛瘀、舒肝止痛。丹参中的化学成分可抑制血小板凝集、抑制血小板的释放反应、降低血黏度、降低血脂，可治疗高黏滞血症。丹参还能扩张血管，改善微循环，对心、脑、肝、肾、四肢、肠系膜血管以及动静脉或毛细血管都有扩张作用，并使血流加速、聚积的血细胞解聚和增加开放性毛细血管的数目，适用于病毒性肝炎的防治，是乙型肝炎治疗后恢复期的理想食疗。

绵茵陈蚬肉汤

蚬肉 150克
猪瘦肉 150克
生姜 2片
绵茵陈 30克

制法：绵茵陈用清水浸泡，清洗两遍，去除泥土和灰尘；蚬肉、猪瘦肉亦洗净，不必刀切。一起与生姜放进瓦煲内，加入清水2000毫升（约6碗水量），武火煲沸后，改用文火煲1.5小时，调入适量盐和生油便可。此量可供2~3人用。猪瘦肉可捞起，切成片状或块状，拌酱油佐餐用，而蚬肉和绵茵陈则弃之。

功效：清热、利湿、解毒。绵茵陈有除湿清热、利胆退黄的功效，适用于黄疸、湿盛、滞热、阳虚、女人血气诸痛等症，并有增加胆汁分泌、降血压、抗菌、抑制流感病毒等作用。此汤有一股淡淡的、苦苦甘甘的中药气味，这对于喜爱中药材汤品的广东人来说是最乐意接受的。它有清热、利湿、解毒的功效，广东民间常以它来辅助治疗黄疸型肝炎，可见其利湿功效之大。